手のひらマッサージで目の不調がスッキリ整う

眼圧リセット

清水ろっかん 骨格矯正士

飛鳥新社

はじめに

あなたの目は大丈夫？

新型コロナウイルスの流行をきっかけに、私たちの〝暮らし〟は大きく変わりました。

「ステイホーム」を求められた2020年の春から、テレワークや、オンラインによるイベントが急増。動画の視聴時間や、スマホの利用時間も激増。「コロナ太り」をはじめとして、多くの人が〝体〟の変化を感じています。

あなたは、体のどこが最も疲れましたか？

ある調査によると、1位は「目」だったそうです。

「目の疲れなんて寝たら治る」、そう思う人もいるでしょう。

たしかに、一時的な目の疲れなら、睡眠で解消されることもあります。でも、目の疲れが続いて眼精疲労になると、視力低下や目の痛みはもちろん、頭痛、肩コリ、体のゆがみなど、全身に悪影響が及びかねません。

なかでも気を付けたいのは、**「近視」による視力低下**です。

近視が進むと、失明につながる病気にかかりやすくなります。

「強度の近視の人」は、そうでない人にくらべて、目の病気のリスクが高まるのです。

たとえば**緑内障（りょくないしょう）は3・3倍、網膜剥離（もうまくはくり）は21・5倍、近視性黄斑症（きんしせいおうはんしょう）は40・6倍**も発症しやすくなるといわれています。

日本人の失明原因の1位は緑内障

ここで「緑内障」について、さらに詳しくお話しさせてください。

緑内障とは、ひとことで言うと「視野が欠けてくる病気」。国内では、「失明する原因の1位」としてよく知られています。

その患者さんは40代から増え始め、あるデータによると40歳以上で20人に1人、70歳以上で10人に1人。シニア世代の国民病ともいえます。

近視の進行などに加え、**眼球内の圧力によって受けた視神経（ししんけい）のダメージ**などが、発症の理由とされています。

つまり日本人にとって、**近視と緑内障は、二大宿敵**といえるのです。

眼圧には、誰だってアプローチできる

私は骨格矯正が専門なので、じつは「目についての本」を出版するつもりは、まったくありませんでした。

ではなぜそんな人間が、このような目のトラブルについてお話しするのか。その理由は、明解です。

患者さんからの今までの反応があまりに大きかったから。ただ、それだけです。

私のサロンで顔と頭の骨格矯正を行った直後に、「さっきより、目がよく見える」と多くの方が口をそろえておっしゃるのです。

そこで、視力検査表で測定してみたところ、施術後は**視力が平均0・2以**

上もアップ。また「緑内障の手術を受ける予定だったのに、受けなくてよいレベルに改善した」という驚きの声もいただきました。

そのことが口コミで伝わっていき、ある日、某週刊誌で取り上げていただいたところ、全国から大きな反響を呼びました。

そこで初めて、もしかしたら自分が約40年かけて蓄積してきたメソッドを、直接お会いできない方にも実践してもらえるかもしれない。目の不調に悩んでいるたくさんの方に、喜んでいただけるかもしれない。

そう思い立って、独自のメソッドを1冊に凝縮させたのがこの本です。各界の専門医にも取材を重ね、理論的な裏付けも得ました。

いったいなぜ、骨格矯正で目がよくなるのか。

その答えは、眼球内の圧力、「**眼圧（がんあつ）**」にあります。

私が頭から顔をマッサージするとき、目のくぼみである眼窩（がんか）も押し広げます。

そもそも、眼窩は加齢や姿勢の悪さなどの理由で、上から「押しつぶされるもの」。そのため、目の周りが落ちくぼみ、血流が悪化してクマやシワができ、老けて見えることが多いのです。

最初は「美しく見せるために」という理由で眼窩を広げていたのですが、それが眼圧をうまく調整していたのだと、あとから気付くことができました。

「眼窩を広げる」というとおおごとに思えるかもしれませんが、安心してください。目に直接触れるようなケアは、一切ありません。また、もともと私の手技はリラックスを目的としたものでもありますから、気持ちがよいはず。誰にでも習慣化していただけることでしょう。

プロだから知っている、手という最高の癒しの道具

視力が落ちれば、すぐにメガネやコンタクトレンズなどで矯正することはできます。緑内障と診断されても、薬や手術で治療を行うことは可能です。

でも本来は自分の力で、快方へ導くことこそ理想でしょう。「手当て」という言葉があるように、昔から手には癒しの力があるとされてきました。

「何とか自力で治したくて、いろいろと試したけれど、うまくいかなかった」そんな方にこそ、本書で紹介する**「眼圧リセット」というセルフケア**をお試しいただきたいと思います。

また本書のデザインには、工夫を重ねました。文字に目を近付けすぎなく

ても読めるよう、デザインのプロと打合せを繰り返して、レイアウトや色味を何パターンも試作。印刷する紙も数種類を試して、この形になりました。

詳細は省きますが、写真やイラストについても、どれだけ「目に優しく」できるかを徹底しました。

それに書籍ではお決まりの「ふりがな／るび」もなくしました。

小さな文字を読むのは、ただでさえ目への負担が大きいもの。ですから、読みにくい単語には、括弧（かっこ）をつけて読み方を入れています。同じ理由で「cm」などの単位も「センチメートル」とカタカナでそろえました。

すべては**「目への負担を少しでも軽くできるように」**という願いからです。

このままぜひ、ゆったりとした気持ちで読み進めてください。

清水ろっかん

女優・

熊谷真実

さんからの推薦メッセージ

くまがい・まみ
1960年3月10日、東京都生まれ。
1979年NHK朝の連続テレビ小説「マー姉ちゃん」の主役に抜擢され、エランドール賞を受賞。
2016年「マンザナ、わが町」で紀伊國屋演劇賞・読売演劇大賞受賞。

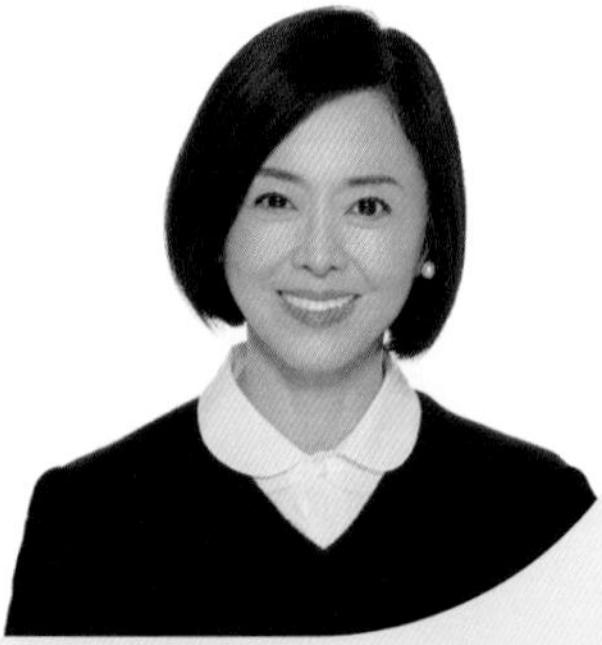

私は女優としてカメラの前に立ち、あるときは、舞台でお客さんの前に立つお仕事をしています。

けれど普段は、仕事のときとは違って、メガネが手放せません。もしかしたら、皆さんのメガネより、少しレンズが厚めかもしれません。

と言うのも、じつは私は、こどもの頃からとても目が悪いのです。たとえば、**視力は幼少期からずっと「0・01」くらいで……**。関係者でもあまり知らないのですが、長い間「目のコンプレックス」を抱えてきました。

最近は、かなり度数の高い遠近両用コンタクト（度数は5・0～5・5）でやりすごせていますが、それでもたまに手元が見えなくなったりして、「**目の調子を少しでもラクにしたい**」と切に願うこともしばしばです。

またあるときなどは、メガネ屋さんで「熊谷さんの目の状態ではメガネはつくれない」と断られることも。さすがの私もちょっと落ち込みました。

けれど、ご縁があって本書の著者、清水ろっかん先生にお会いして、「眼圧リセット」マッサージを施術してもらったところ、ビックリすることが起きました。

コンタクトをした状態で――

- 右の視力　0・6　↓　1・0　0・4アップ
- 左の視力　0・3　↓　0・6　0・3アップ

両目を合わせて、**視力がなんと「0・7」もアップ**したのです！

その場には、マネージャーやサロンのスタッフさんなど複数名がいましたので、これは間違いありません。

しかも体験前は目がショボショボしていたのに、**体験後は視界が明るくなって、生まれ変わったかのように、スッキリとよく見える目に。**

さらには、**鼻も高くなって**、頬骨も上がるというオマケ付き。マネージャー曰く、私は「スゴーイ！」を連発していたそうです（笑）。

ちなみに、そのマネージャーも「眼圧リセット」を試したところ、右目が「視力0・2アップ（1・0↓1・2）」、左目が「視力0・5アップ（1・0↓1・5）」になりました。


目のコンプレックスとは、もう一生の付き合いだろうと半ばあきらめていましたので、この結果には**本当に驚き、感動しました！**

それからは私も、本書で紹介されている「眼圧リセット」マッサージを**自宅で実践しています。**

夕方頃になると、たまに目がショボショボしてきますよね。視界がぼんやりと霧に包まれるような感じで。

そんなときはすぐに74ページの**「眼窩（がんか）ほぐし」を実践**。おでこの下をグーッとほぐすのが気持ちいいですし、何より終わった後は**ぼんやりしていた視界がクリアになります**。

いつもなら、ある程度目が疲れた時点でコンタクトレンズを外します。けれど、この眼圧リセットのセルフケアをするようになってからは、**コンタクトを外さずに**そのまま快適に日常生活を送ることができています。

今でも、清水ろっかん先生には目の不調についてアドバイスをもらっています。私のように**「目の不調にコンプレックス」をもっている方**や、緑内障に怖さを感じている方、視力低下やドライアイなど目の悩みでお困りの方は、ぜひ一度「眼圧リセット」を試してみてほしいと思っています。

私は手元の文字やスマホの画面を、老眼鏡を使わずに見ることができるようになり、**とても日常がラクになって気分も晴れ晴れしています！**

体験者から喜びの声が、続々届いています！

高田みほさん（47歳女性）

ふと気付いた「視界の明るさ」に感動しました

私は「緑内障」家系に生まれました。両親と姉が緑内障だったので、遺伝なのか、私も若い頃から目が弱い体質。「いずれ自分も……」と毎日恐ろしい気分でした。

お医者さんを何件も訪れました。けれど、**いつも目薬を処方されるだけ……**。「結局は手術しかない」という状況で半ば自棄になり、目薬の使用を放り出していました。

その頃、ご縁があって清水ろっかん先生の施術を、月1回ペースで受けていました。するとある日の施術後にふと気付いたのです、「もしかして、**若い頃より視界が明るくなっている？**」と。不思議と景色が明るく、広がって見えたのです。

よくよく思い出すと、眼圧リセットを受け始めてから、目薬も使っていないのに**緑内障の進行が止まっているのです！**

それからは自宅で「前頭骨ほぐし」（50ページ）などのマッサージを続けるようになり、さらに状況は改善。**頭がスッキリして気持ちがいい**ですし、目にお悩みの方は絶対に試してみてほしいです！

岡林すみ子さん（75歳女性）

医師も驚く「眼圧が下がった！」体験をしました

「あれ、おかしいな。文字の色がなんだか薄く見えるわ…」

ある日、新聞を読んでいたら、違和感に気が付きました。すぐに病院へかけこんだところ、「**緑内障です。治ることはありません**」と医師からの無情な宣告が――。

以前から「目が老けた、目ヂカラがなくなった」と自分の目を見るのが嫌になっていたのに……、なんてひどい追い打ちをかけるんだろうと、天を恨みたくなりました。

そんな時、清水ろっかん先生を雑誌で知り、すぐにサロンを予約。「眼圧リセット」マッサージを試してもらいました。慣れないせいかちょっと痛かったのですが、**その効果は驚くべきものでした**。視界がものすごく明るくなって、鏡を見てはっきりわかるくらい「**瞳が大きくなり、目ヂカラが戻っていた**」のです。じつは乱視もひどくて困っていたのですが、それも解消されて毎日清々しい気持ちになったんです。

病院でも「**岡林さん、眼圧が下がってますね**。最近、何かありましたか？」って、**お医者さんが驚くほどの結果も**。このような経緯から、人生100年時代に「目の健康」は何よりも大切なのだなと実感しました。一人でも多くの方にこの「眼圧リセット」が役立つことを願っています。

もくじ

第2章
「眼圧リセット」で気持ちよく頭をほぐす！

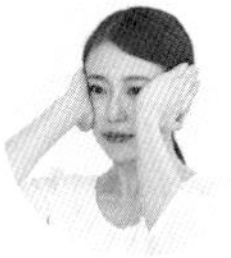

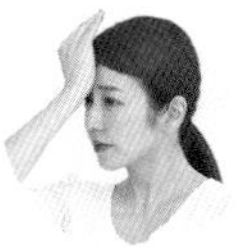

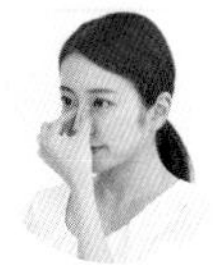

第3章
目に直接効いてくる新習慣⑩

第4章 「目に優しい姿勢」になる新習慣⑩

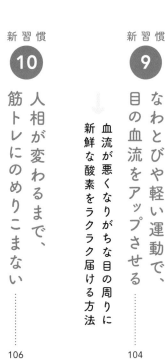

第1章

眼圧を整えれば、目の不調はすべてよくなる

そもそも眼圧とは何か？

健康診断のひとつに、眼科検診があります。

検診時に、検査機器に顔を載せたとたん、「シュッ！」と風を当てられ、驚いた。そんな経験をもつ人も多いはずです。

何を測定しているか、意外とご存じない方も多いのではないでしょうか。

じつはシュッというあの風で、**「眼圧」**を測定しているのです。

眼圧検査は、「人間ドック」の基本項目としても設定されています。


「眼圧ってなんですか？」

そんな声が聞こえてきそうですので、基本的なところから解説をさせてください。

なぜなら「眼圧」こそ、この本の最も大きなテーマだからです。


端的にいえば、**眼圧とは「眼球の中の圧力」**のことです。

まぶたを閉じて、あなたの眼球に軽く触れてみてください。

風船のような弾力を感じませんか？

いったいなぜ、このような弾力があるのかというと、もし弾力がなくてフニャフニャだとしたら、物が歪んで見えてしまうからです。


眼球とは、さまざまな組織が詰まったボールのようなものです。

外界との境目にある「角膜（かくまく）」。

最も大きなスペースを占める「硝子体（しょうしたい）」。

レンズ的な役割を果たしている「水晶体（すいしょうたい）」。

このような名前を見聞きされたこともあるでしょう。これらが正しい位置を保っているからこそ、私たちはいつも同じように「物が正しく見えて」い

眼球と眼圧の構造

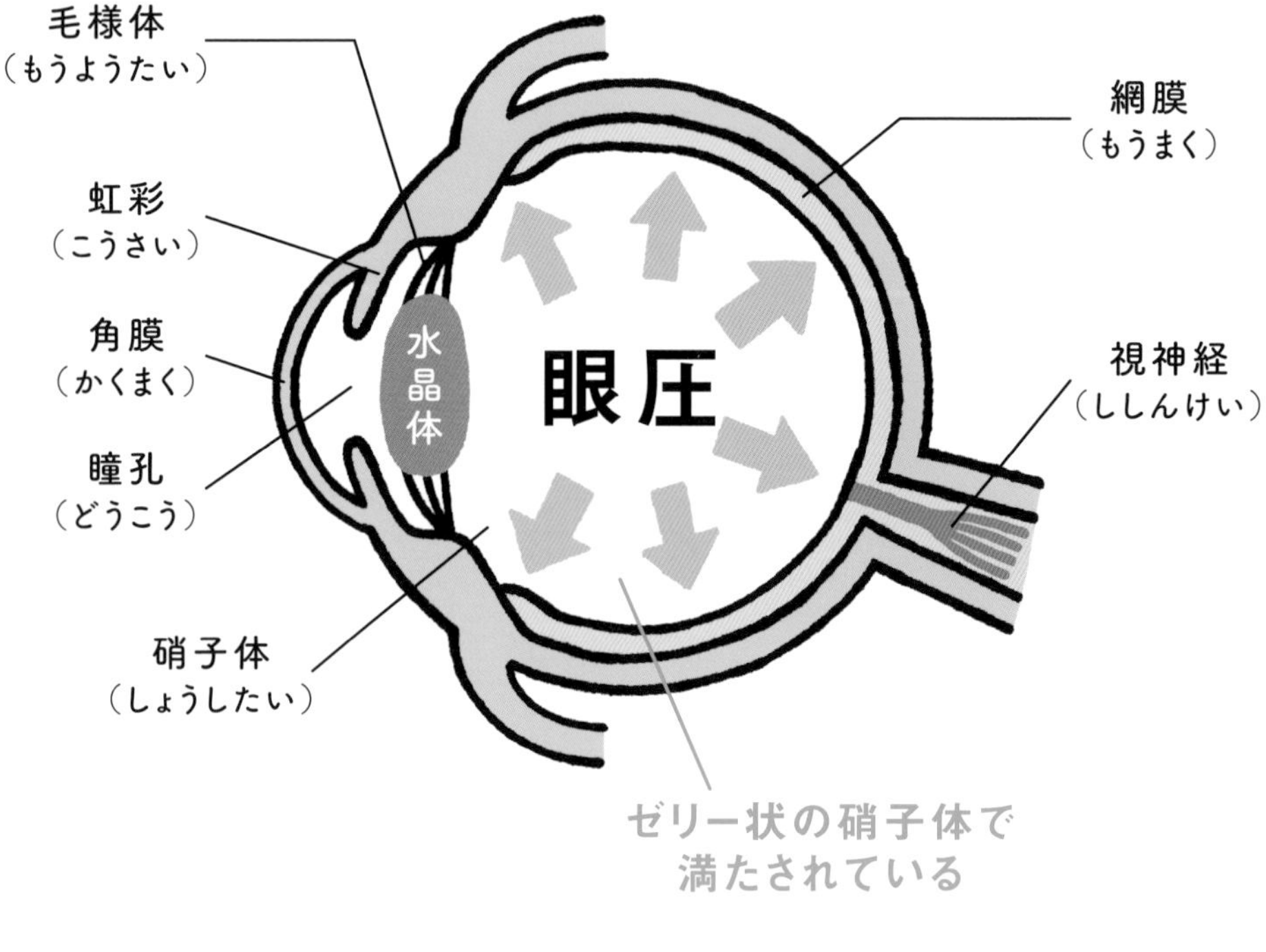
毛様体
（もうようたい）
虹彩
（こうさい）
角膜
（かくまく）
瞳孔
（どうこう）
硝子体
（しょうしたい）
水晶体
眼圧
網膜
（もうまく）
視神経
（ししんけい）
ゼリー状の硝子体で
満たされている

ます。けれど、眼圧がなければ目に弾力がなくてフニャフニャになり、眼球に入ってきた光が正しく像を結ぶことができなくなってしまいます。

このように、眼圧がおかしくなると目にまつわるさまざまな不調が起こり始めます。たとえば、次のような症状に覚えはありませんか？

☐ 以前より視界がぼんやりしている気がする
☐ 目の奥にちょっとした痛み（頭痛）がある
☐ 人や物にぶつかったり、つまずいたりする
☐ 目が充血しやすくなった

じつはこれらはいずれも、緑内障をはじめ、目の大きなトラブルが疑われる前兆といえる症状です。皆さんは、かすれ目やちょっとした目の充血を放置してはいませんか？

一方で、眼圧が改善すると、**目のあらゆる不調が整っていきます。**

詳しくは後ほどお話しますが、**視力アップ**や**緑内障予防**にとどまらず、**ドライアイ**、**老眼**、**近視**など、さまざまな不調へ効果的なアプローチとなるのです。私はそれらのセルフケアを**「眼圧リセット」**と呼んで、これまで来院されてきた多数の方々にお伝えしてきました。

女優・**熊谷真実さん**は、来院されたときには人知れず、目が悪いことへのコンプレックスを抱えていらっしゃいました。

けれど施術した後、「眼圧リセット」を浜松市のご自宅で続けてもらったところ、2週間で**視力が右目は0・4アップ、左目は0・3アップと改善。**私はもちろん、ご本人も驚いていらっしゃいました。

私自身も、眼圧をセルフケアできているおかげで、70歳が近づいてきた現在までコンタクトも度入りのメガネも、一切必要なし。

「眼圧リセット」を研究し始めてからは、ドライアイや近視ともまったくの無縁になりました。

少しだけ老眼が入っているくらいで、仕事中もプライベートも毎日快適に過ごせています。

本書のメソッドによって、直接お会いすることができない方々にも、このような劇的な効果を体感してもらえればと願っています。

私たちの目には透明な血液がある

「疲れて目が充血している」

「目が血走っている」

日常生活でこのように言うとき、目の血液の〝赤さ〟が目立っている、という意味で使われています。

たしかに血液は赤いものと決まっていますが、じつは目の内部には**「透明な血液」**も存在していることをご存じでしょうか？

それが眼球内に満ちている**「房水（ぼうすい）」**という液体です。

「房水」はまず、眼球内の毛様体（もうようたい）という組織でつくられます。そして、眼球内を循環しながら、そのほとんどがシュレム管を通り、目の外へ排出されていくのです。

なぜ、そんな動きをしているのでしょうか。

その理由は、角膜や水晶体などが血管をもっていないからです。

血管というのは、血液によって酸素や栄養を体全体へ届ける働きがあります。けれど、眼球内の一部にはその血管がないため、**「房水」が酸素や栄養を届ける役割を担っています**。それゆえ、「透明な血液」と呼ばれているわけですね。ちなみに、「涙」と房水とは別ものです。

目が健やかな状態であれば、房水は眼球内をうまく循環し、眼圧は正常に保たれます。

しかし、目の中でつくられる房水の量が増えたり、目の外へ排出される量が減ったりすると、どうなるでしょうか。

その場合、**眼圧は上がってしまいます。**

眼圧が高い目は「風船がふくらみすぎて、今にも破裂しそうな状態」だと理解してください。眼圧が高いと、房水が過剰になり、視神経が圧迫され、痛むなどのトラブルが起こりやすくなるのです。30ページの図をご参照ください。

また、視神経が痛むと、視力低下が起きることもあります。

房水と眼圧上昇の関係

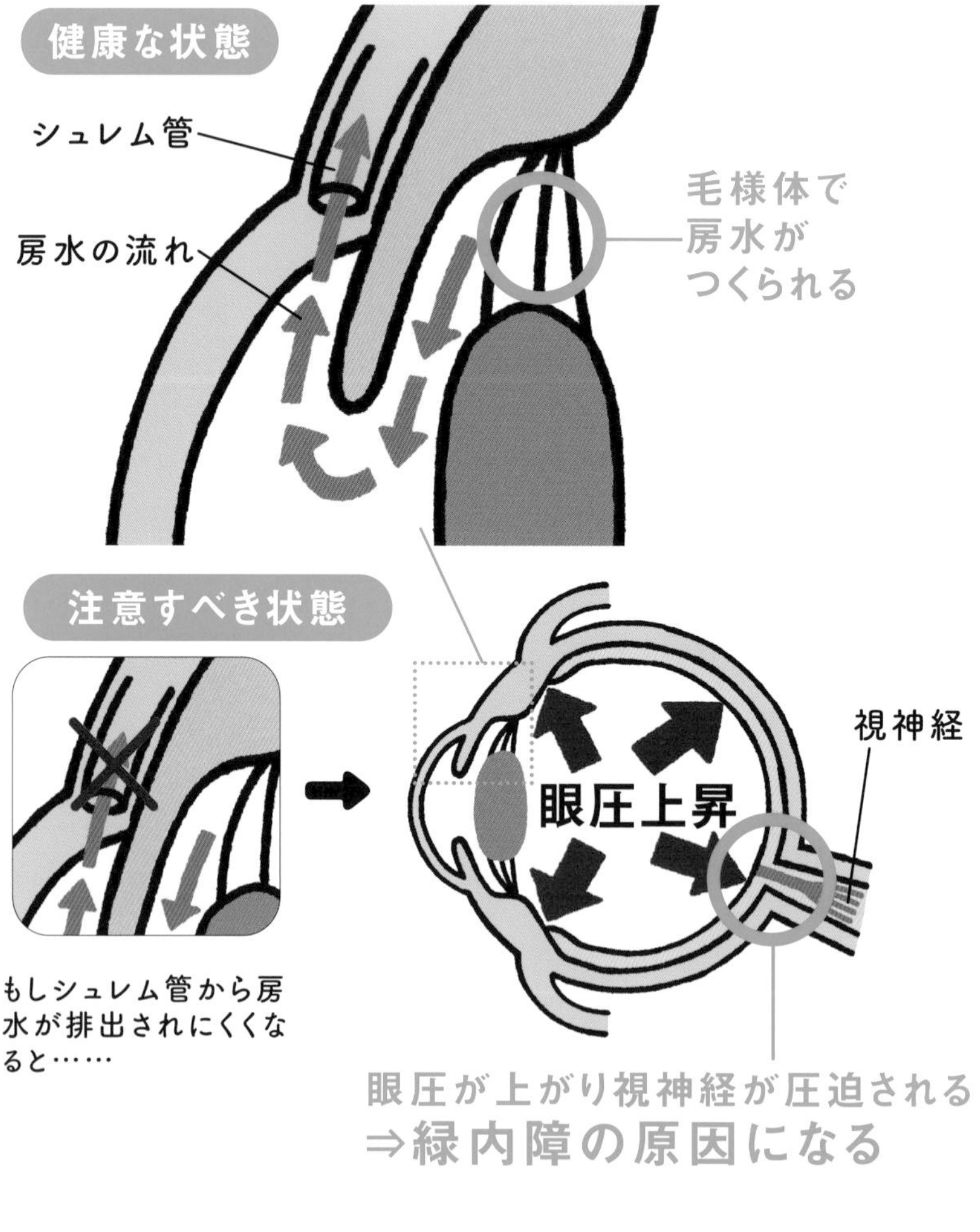
健康な状態
シュレム管
房水の流れ
毛様体で
房水が
つくられる
注意すべき状態
もしシュレム管から房
水が排出されにくくな
ると……
眼圧上昇
視神経
眼圧が上がり視神経が圧迫される
⇒緑内障の原因になる

「眼圧リセット」でかすれ目や視力を改善
こわい緑内障も予防する！

さて、ここからが本題です。

問題は、加齢にともない「眼圧が上がる（眼圧が高い）」というパターンが増えていくことです。

眼圧が上がると眼球内の血流が悪くなり、眼球内の視神経を圧迫します。脅したいわけではないのですが、その結果、**緑内障などにかかる危険性も高まる**のです。

「私にはまだ早い話かも」

そう感じた方もいるかもしれません。

けれど、【はじめに】でも見たように、40歳以上に症例が増え始めるだけではなく、数は多くなくても**30代で発症するケースも報告されています。**

それになんと言っても、先述のように眼圧が高くなると、前兆として目の不調を訴えるケースが増えてくるのです。

「最近よく目がかすむけど、まあ疲れのせいだろう。寝ればよくなる」

そうやって放置していることも多いのです。

私のサロンには、現役のモデルさんや俳優さん、国民的な作家の先生から、何十年もの付き合いになるご近所の奥様方など、老若男女、幅広い方がいらっしゃいます。

そのなかでも特に、「仕事や家事で忙しい人」や「毎日忙しく動き回っている人」ほど、目の不調に気付いても後回しにするケースが多いように感じています。

そんな方に第1章と第2章で紹介している**「眼圧リセット」マッサージ**を

施術してあげると、一様に「え！　どうして⁉」「さっきより目がよく見える！」と驚かれます。

医者も驚くほどの効果を発揮した「眼圧リセット」

75歳の岡林すみ子さん（仮名）は、そんな女性のひとりでした。

ある日、彼女がいつものようにチラシをながめていると、文字が薄いように感じられたのです。彼女はもともと強めの乱視だったのですが、もはやモノを見ること自体がかなりツラくなり病院へ行ったところ、緑内障と診断されました。

医師から「治ることはありません」と言われたショックで、毎日、気分が塞（ふさ）ぎこむ一方だったそうです。

そんな折に、岡林さんは雑誌で私のことをお知りになって遠路はるばる来院されました。

私はいつも通りの施術をして、「目をよくする」ために、どんなことに気をつけるべきか「眼圧リセット」の大まかな部分をお伝えしました。

そして、ご自宅で実践してもらったところ――

「先生！　前より視界が明るくなって、気分まで晴れやかです！」

「自分の老けた目を鏡を見るのがイヤだったのに、目が大きくなって、目ヂカラが戻った気がします。鏡を見るのが楽しくなりました」

という、とても嬉しいお言葉をいただくようになりました。そして、何より嬉しかったのが、

「眼圧検査をしたら、数値が17ミリメートルHg→16ミリメートルHgに下がっていて、お医者さんがビックリしていました」

という事実でした。

じつは、**「眼圧が1ミリメートルHg下がると、緑内障の進行リスクが10**

パーセントも下がる」と医学的にも言われており、それは非常に大きな出来事でした。

ちなみに、Hgは「水銀柱（すいぎんちゅう）」という単位記号。「1水銀柱ミリメートル」や「1ミリ水銀」などと読み、「血圧」の単位にも使われています。

緑内障にはわからないことも多いのですが、現在のところ唯一、「どうすれば改善するか」について科学的なエビデンスが認められているのは**「眼圧を下げること」**です。

つまり、上がった眼圧を下げて、正常値に近づける、ということですね。

本書でご紹介する「眼圧リセット」マッサージは、その名の通り、**「眼圧を元に戻して整える」**ことを目的とした目のセルフケア。岡林さんのようにお悩みの方にピッタリの改善法だったのです。

現在は、40代の息子さんも来院されていて、その効果を実感されていま
す。息子さんは、加齢のためか斜視がキツくなって、今まで使っていたメガ
ネが合わなくなっていました。

けれど、「眼圧リセット」を試して始めてから、以前のようにメガネをか
けても問題なくなり、視界もクリアになったそうです。

「目の話」は、まだ自分には関係ないと感じる人も、騙されたと思ってぜひ
一度、試してみてください。

疲れて視界がぼんやりかすれたり、ドライアイがツラかったり。そんな軽
症にも「眼圧リセット」は効果を発揮します。

なにより、自分の**「手のひら」**を使ったマッサージは**とても気持ちいい**も
のです。

仕事中でも入浴中でも、「目がちょっと疲れたな」と**感じた瞬間に即座に**
マッサージできるので、簡単なセルフヒーリングとしてもおすすめです。

日本は知られざる「近視大国」
毛様体の過緊張をほぐして視力アップ！

さて、マッサージの理解を進めるために、第1・2章で主に改善のアプローチを行う**「近視」**と**「緑内障」**について、少しだけ詳しくお話しておきましょう。

マッサージの具体的な方法が早く知りたい、専門的な話は聞きたくない、という方は48ページまで飛ばしてくださって構いません。

なお**「ドライアイ」**や**「目からくる頭痛」「老眼」**などへの対策は、「眼圧リセット」の新習慣を紹介する第3・4章で、詳しくご説明しています。

それではまず「近視」について、知っておきましょう。

40代以上の〝近視人口〟で比べると、日本は中国の2倍、オーストラリアの3倍もの多さと言われています。

近視が多いということは、目のトラブルもそれだけ他国より多いということですが、みなさん案外、「近視になるのは仕方ない」というあきらめモードになっていませんか?

もちろんそんなことはなく、**「眼圧リセット」によって改善できる可能性はあるのです。**

たとえば、近いところを見る作業が続いた場合、目のピントは同じところに固定されます。

すると、眼球内部の「毛様体」という筋肉や、眼球付近の筋肉は緊張します。

その緊張がさらに続くと、眼球が圧迫されてしまうのです。

イメージですが、近視のときは眼球の上下左右がつぶれ、ラグビーボールのような楕円形(だえんけい)に変形します。

ですから、毛様体や目の周りの筋肉の緊張をとればよいのです。

「眼圧リセット」マッサージでは、顔の表面にさわって皮膚を広げながら、その奥の眼窩や筋膜などにアプローチして、目の周囲の筋肉群に働きかけます。血流もうながされて、自律神経も整います。

その結果、眼球の緊張は改善され、もとの球体に近い形に戻ります。固定されがちだったピントの問題も解消し、視力もおのずとアップするわけです。

私のサロンには、視力計測用のランドルト環を常備しています。

そこで試しに施術前と後で視力を測ってもらったところ、10人中7～8人くらいは、**視力が0・2以上アップしていました。**

そして、ほとんどの方が、

「世界の見え方が、とても明るくなった!」

とおっしゃいます。

明るさや色合いまでなぜ変わるのか？

正確なメカニズムはまだわかりませんが、ひとつだけ間違いなく言えることは、目がよくなった方は皆、**前向きで明るい性格に戻ってからご自宅に帰られる**ということです。

古代ギリシャでも「難敵」認定 緑内障はどうして厄介な相手なのか

さて、緑内障についても触れておきましょう。

緑内障というのは、**古代ギリシャ時代から知られていた病気**で、ヒポクラテス全集にも登場します。

――視覚のすっかり損なわれた瞳孔は、おのずと暗青色（あんせいしょく）

となるが、それは急激におこる。ひとたびそうなるともう手の施しようがない。

しかし瞳孔が紺青色（こんじょうしょく）になる場合には、長い間に少しずつ損なわれていき、またしばしばもう一方の眼球も、かなり後になってから損なわれる。

［出典：ヒポクラテス全集］

日本では古くは「あおそこひ」という病名で呼ばれていました。年配の方が「あおそこひで失明した」というような会話を聞いたことはありませんか。

緑内障の原因には諸説ありますが、**「眼圧が上がることで視神経が傷むこと」**が主な原因のひとつとされています。

「目は突き出た脳」とよく言われますが、実際その通り。目と脳は「視神経」

で密接につながっているわけです。

ですから前項でも見たように、眼圧の上昇は、眼球内の血流を悪化させたり、細胞を弱らせたりするなど、よい影響は何もないのです。


ですがいったいなぜ、緑内障で失明にまで至ってしまうのでしょうか。

その理由としては、「自覚しにくい」という性質が挙げられます。

「なんらかの理由で視神経に損傷が起こったため、目で受けとめた光の情報を脳にスムーズに送れなくなり、視野が徐々に欠けていく」という症状ですが、必ずしも両目同時に症状が進むとは限りません。

つまり病状の初期であれば、見えない部分があっても、もう片方の目の力でカバーできます。そのため、**「視野が欠けていることに気付きにくい」**、**「緑内障の発症も自覚しにくい」**というわけです。

また、緑内障で悪くなった視力はもとに戻りにくいともされています。

さて、そのことを体感してもらおうと、じつはこのページにある仕掛けをしたのですが、それが何か気付きますか？

じつはこの42〜43ページだけ、他ページと比べて若干、文字のサイズが小さくなっています。

皆さんのなかに、気付けた方はいらっしゃいますか？

正直言って、私には気付くことができませんでしたし、何度か比べてみてようやく「そうなのかも」と感じるくらいです。

なぜそんなことをしたのかと言うと、自分の目だからわかると思っていても、意外と自覚できないこともある、とお伝えしたかったのです。

「手のひら」セルフケアの3大メリットはいつでも、安心、気持ちいい

さて、いよいよ実際に〝眼圧をリセット〟する時間です。

使う道具は「手のひら」だけ。

クスリも、高額な道具も一切要りません。

いつでも行えます。

また、誰でも**安心**してセルフケアを行えるように、すべてのマッサージは「手のひら」を使って優しく、**気持ちよく**行えるように改良を重ねました。

目の周りを触られるのは怖いという人も、自分で行うのですから安心して行えるのではないでしょうか。

眼球を触って傷つけないように、慎重に、自分のペースでマッサージをしてみてください。

ちなみに、眼圧の**「最大の敵はストレスである」**ともいわれています。

自分の「手のひら」を使って〝いつでも・安心して・気持ちよく〟頭をほぐすことで、ストレスも解消できれば一石二鳥ですね。


マッサージはぜんぶで6種類。

次のように1章と2章に分けてあります。

第1章→**【準備マッサージ】**3種類
第2章→**【基本マッサージ】**3種類

それではさっそく、48ページから始まる、**【準備マッサージ】**の3種類を試してみましょう！

6つすべてのマッサージに共通するコツを次のようにまとめましたので、参考にしてみてください。

すべてのマッサージに共通するコツ

①どのマッサージも合計約1分を目安に行いましょう。
1分続けて行っても、15秒を4回行っても、どちらでもOKです。

②立った姿勢でも、座った姿勢でも行えます。

③わずかな強さでいいので、圧をかけ続ける「持続圧」を心がけてください。
痛みが少ないほうが、無理なく続けることができます。

④入浴中の浴槽の中で行うのもおすすめです。
全身の血流がよくなっている状態なので、効果アップも期待できます。

準備マッサージ
1

側頭骨ほぐし

アルファ波があふれる至福のリラックスタイムを

① 手のひらを側頭部に置く

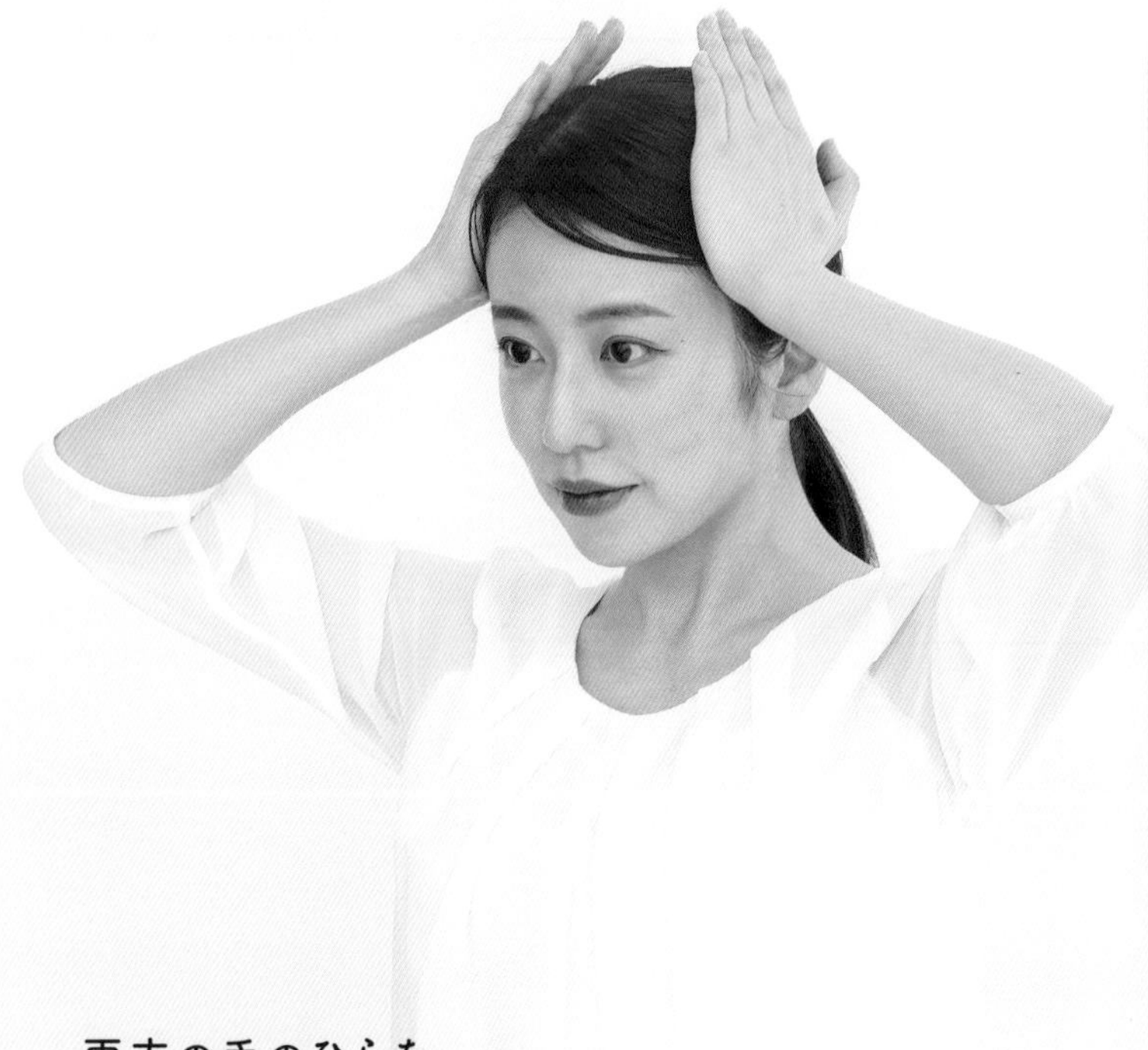

両方の手のひらを、
軽く側頭骨（こめかみの斜め上）に置く。

POINT

①と③の
場所はココ！

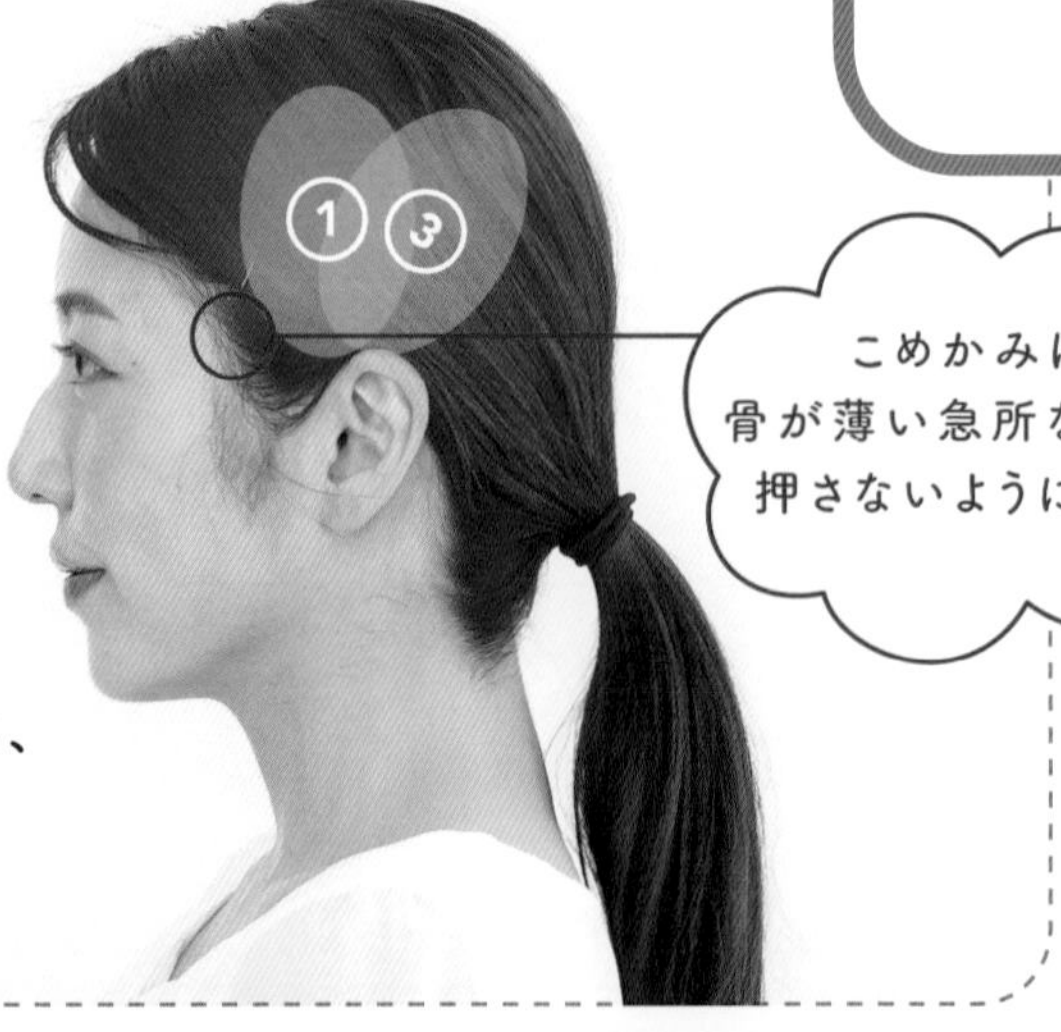

こめかみは
骨が薄い急所なので、
押さないように注意

手のひらを置く場所は、
色のついた部分を
目安にしてみましょう。

② 側頭骨を押し上げる

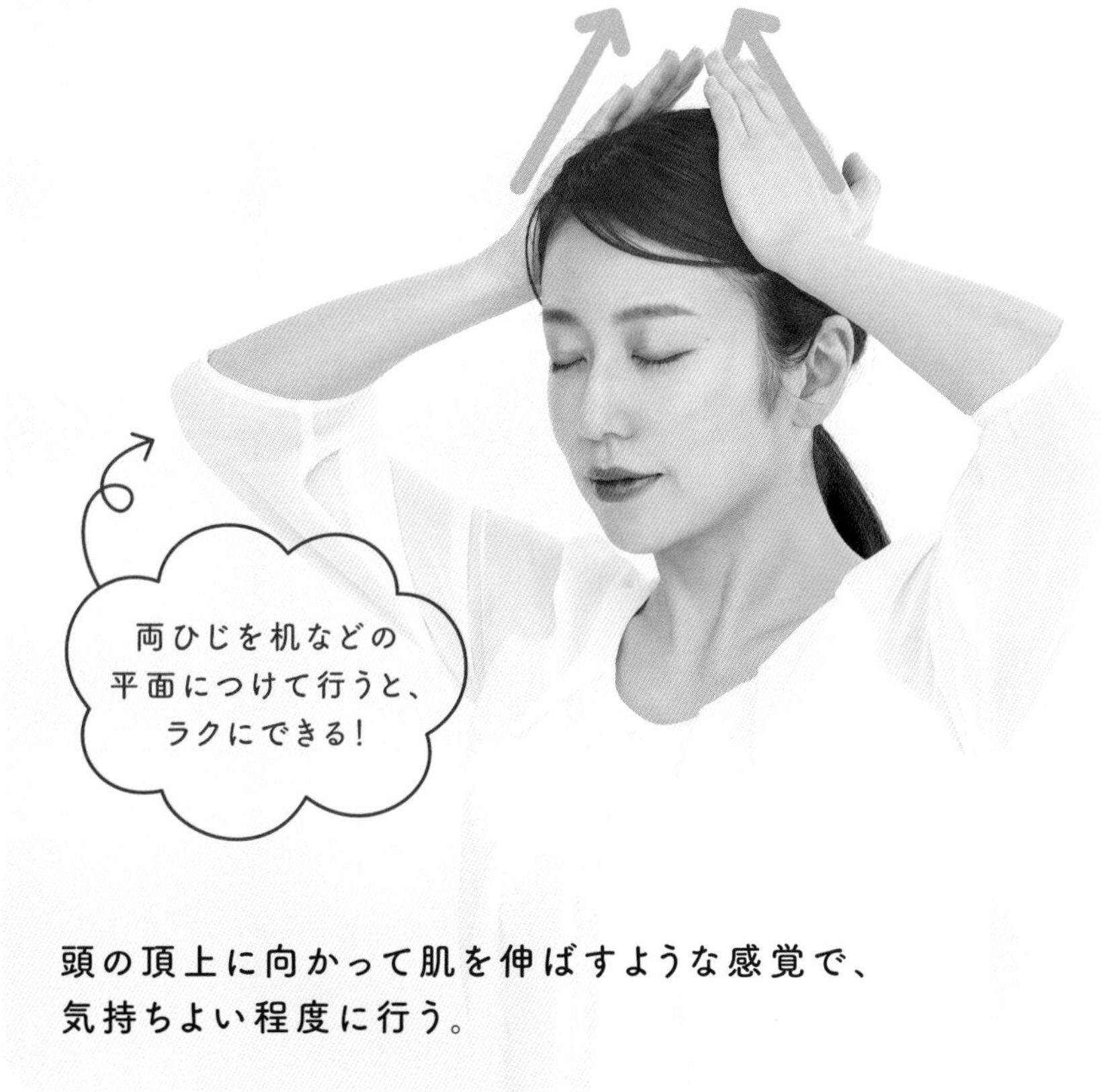
両ひじを机などの
平面につけて行うと、
ラクにできる！

頭の頂上に向かって肌を伸ばすような感覚で、
気持ちよい程度に行う。

③ 向きを斜め後ろに変え、再度押し上げる

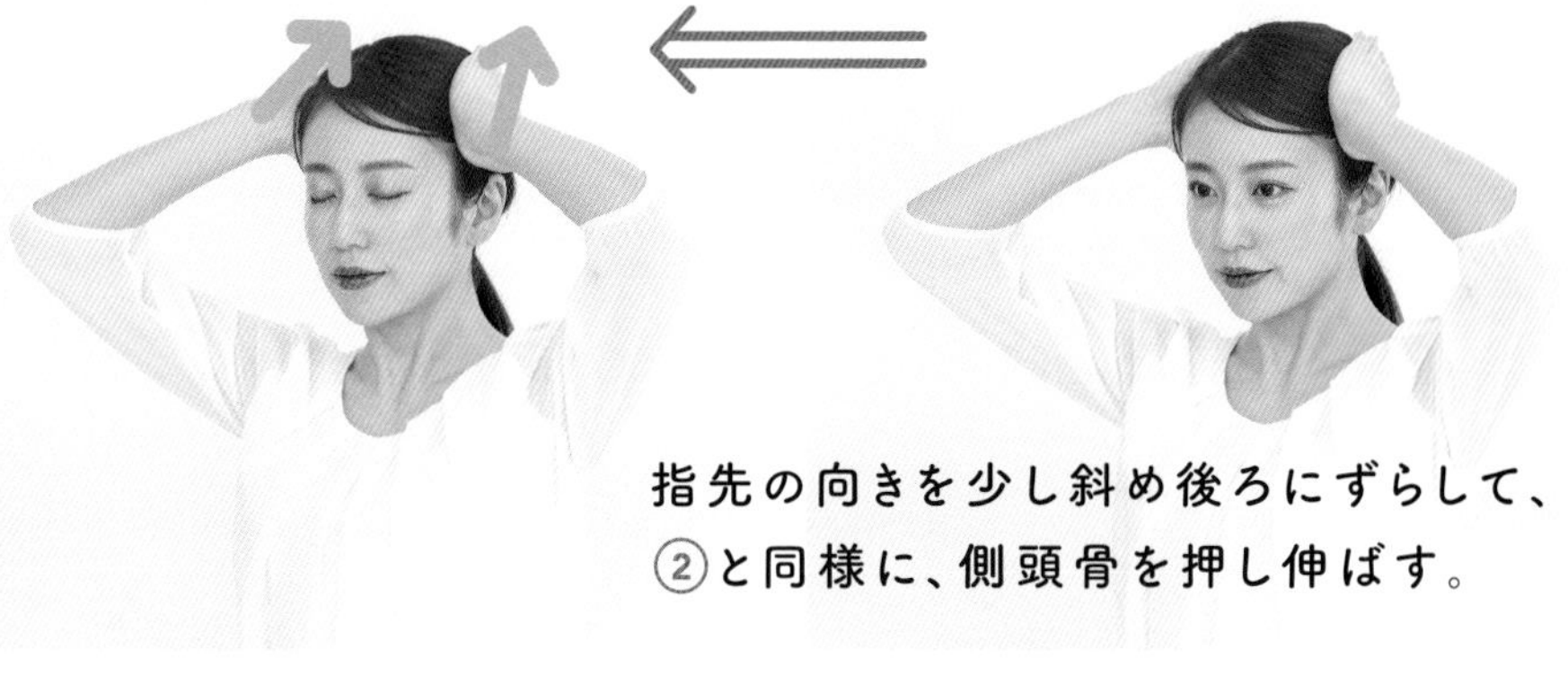

指先の向きを少し斜め後ろにずらして、
②と同様に、側頭骨を押し伸ばす。

準備マッサージ
2

前頭骨ほぐし

目のクマを綺麗に消して、目ヂカラもアップする！

① 手のひらをおでこに置く

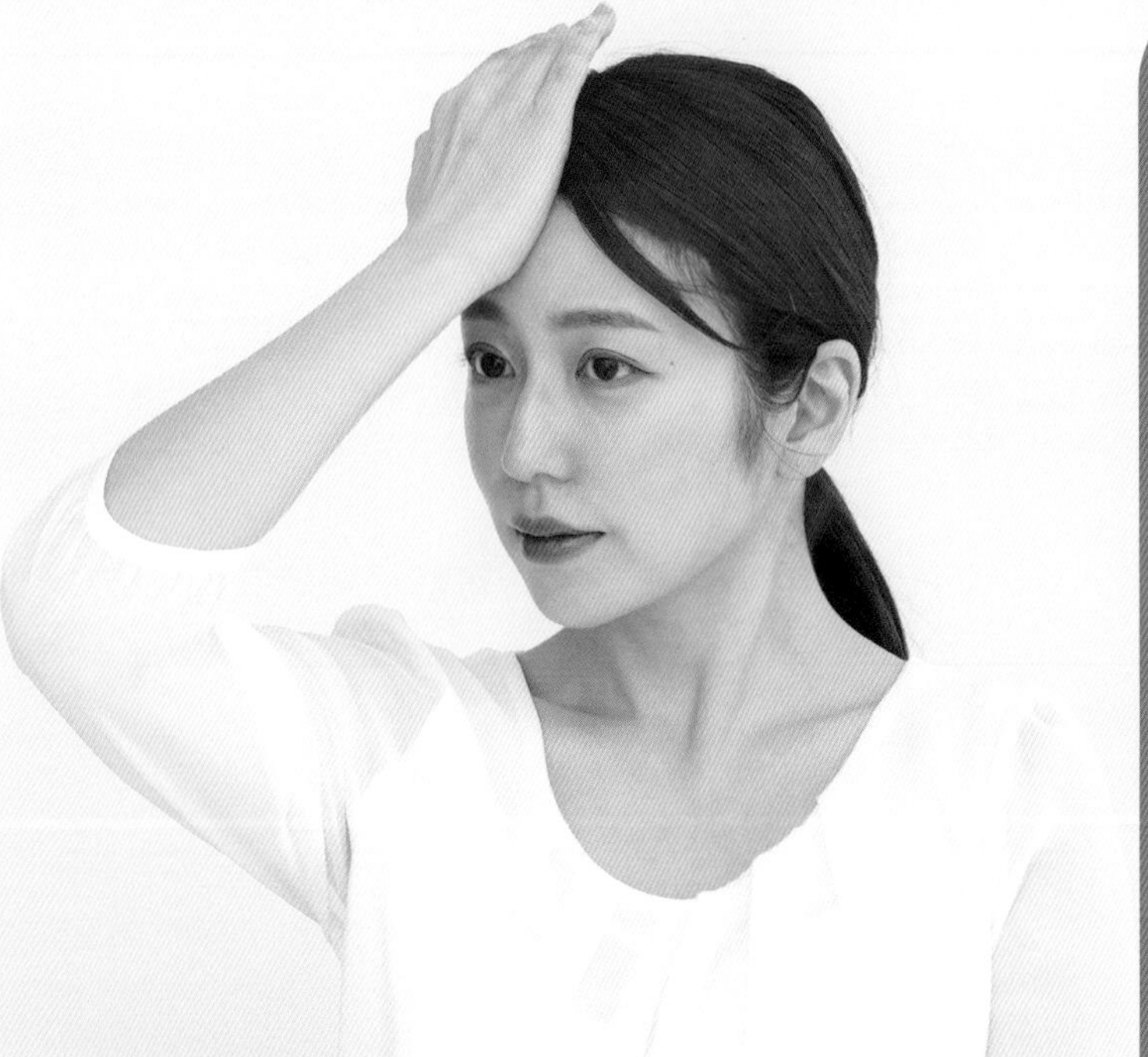

手のひらを、
軽く前頭骨（おでこ付近）に置く。

POINT

手のひらの
場所はココ！

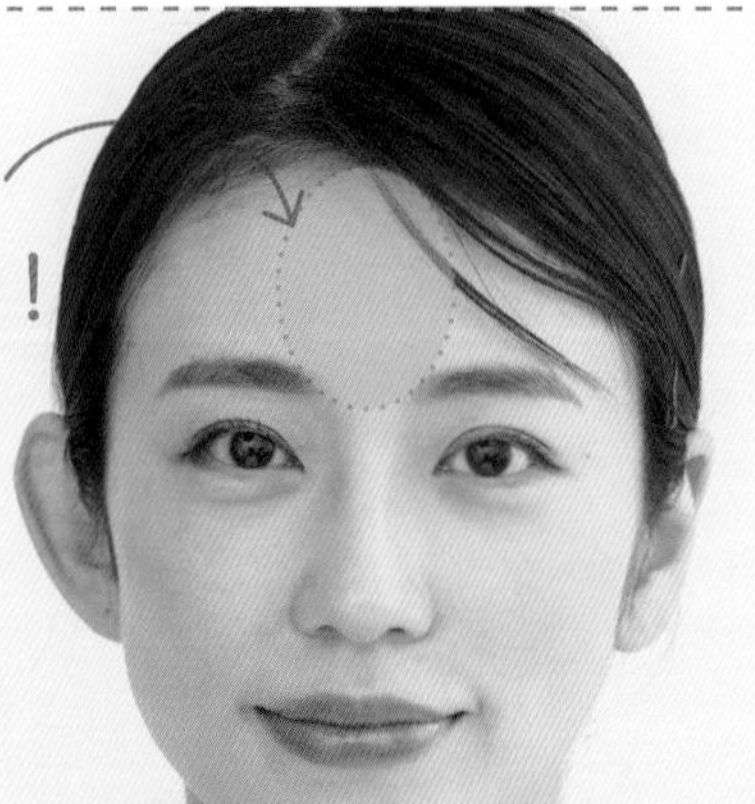

手のひらを置く場所は、体の中心線上を目安に。

② 両手を使って、前頭骨を押し上げる

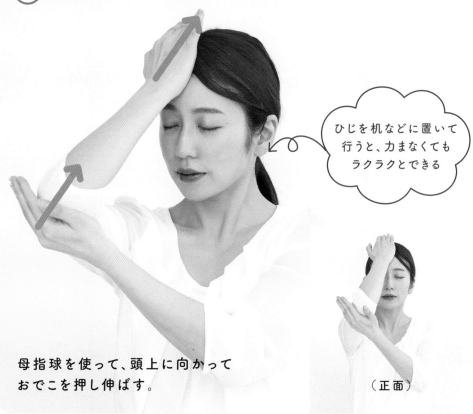

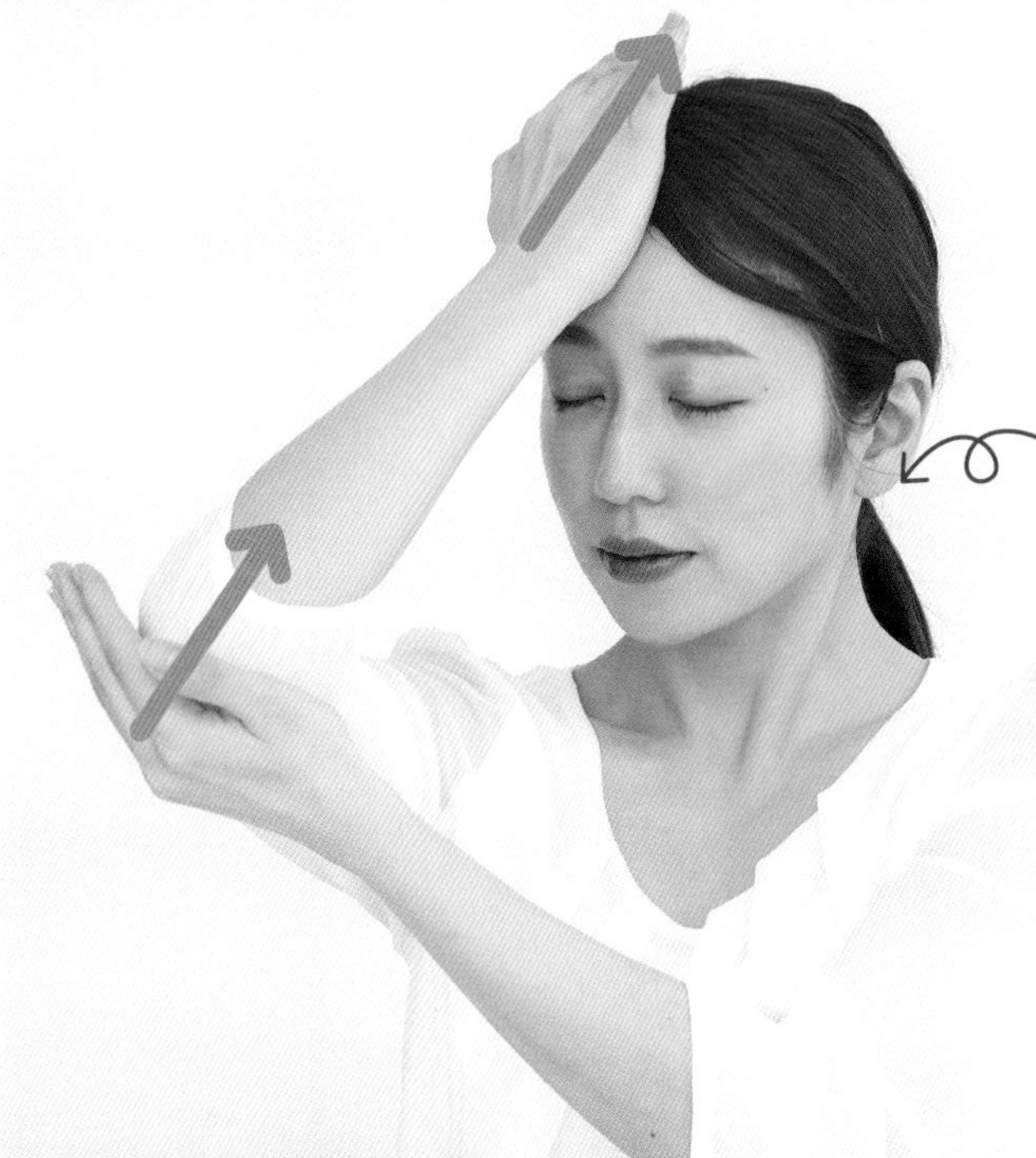
ひじを机などに置いて
行うと、力まなくても
ラクラクとできる

母指球を使って、頭上に向かって
おでこを押し伸ばす。

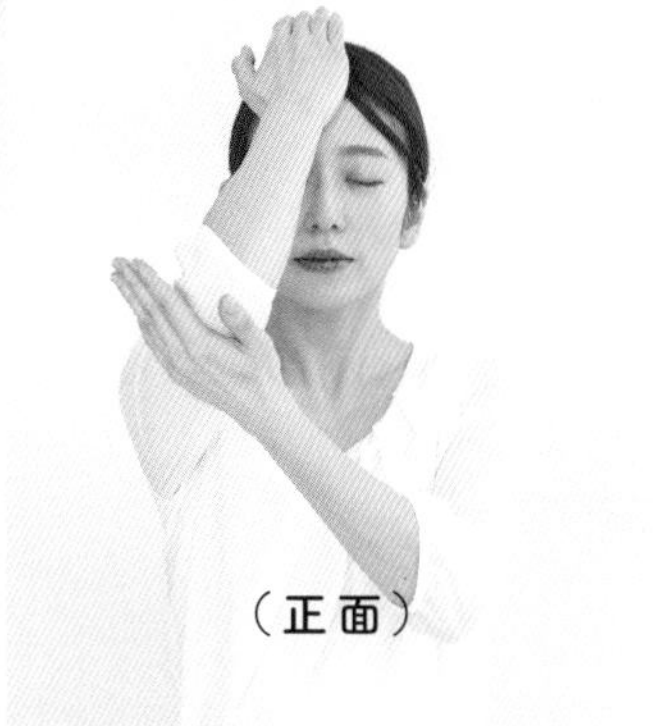

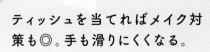

（正面）

ティッシュが便利

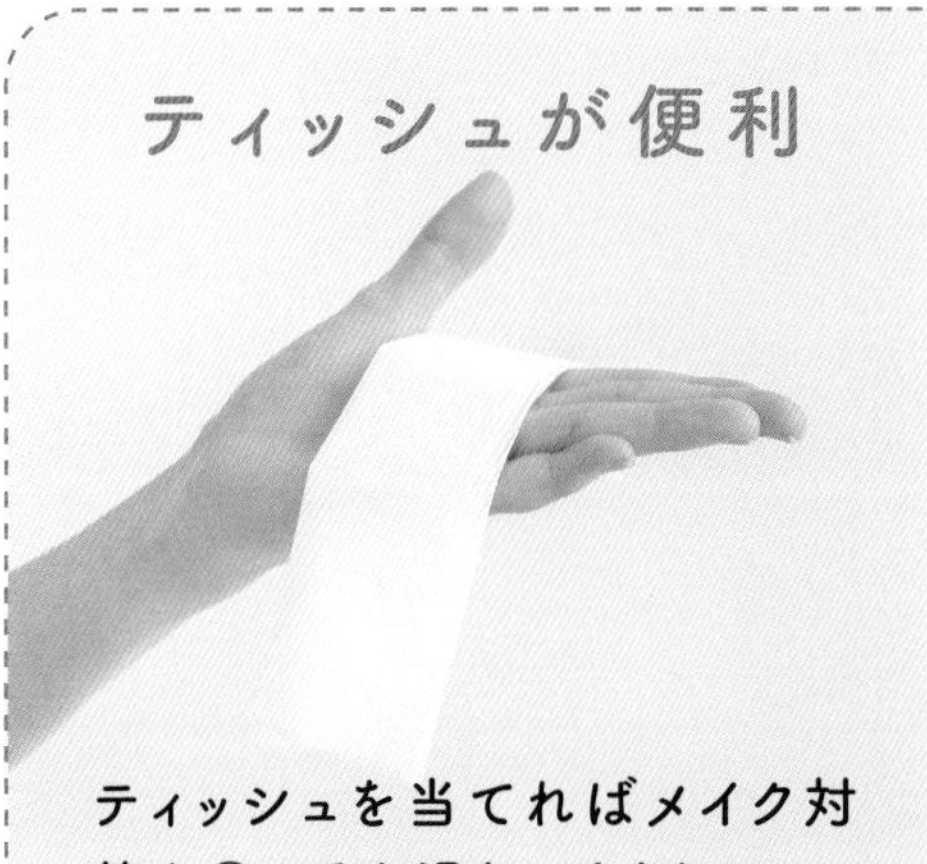

ティッシュを当てればメイク対策も◎。手も滑りにくくなる。

母指球を使おう
（ぼしきゅう）

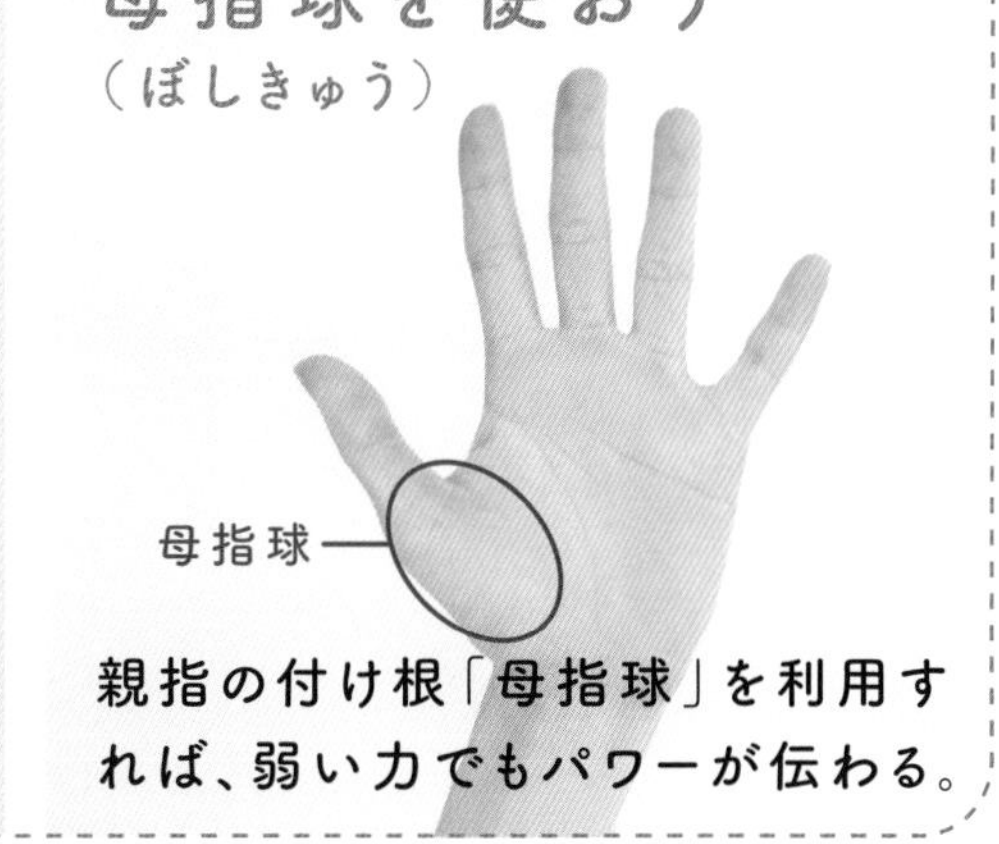

親指の付け根「母指球」を利用すれば、弱い力でもパワーが伝わる。

準備
マッサージ
3

頭蓋骨ほぐし

カチカチな頭皮の張りを、グイグイとゆるめる！

① 手のひらで張りを感じる所を探す

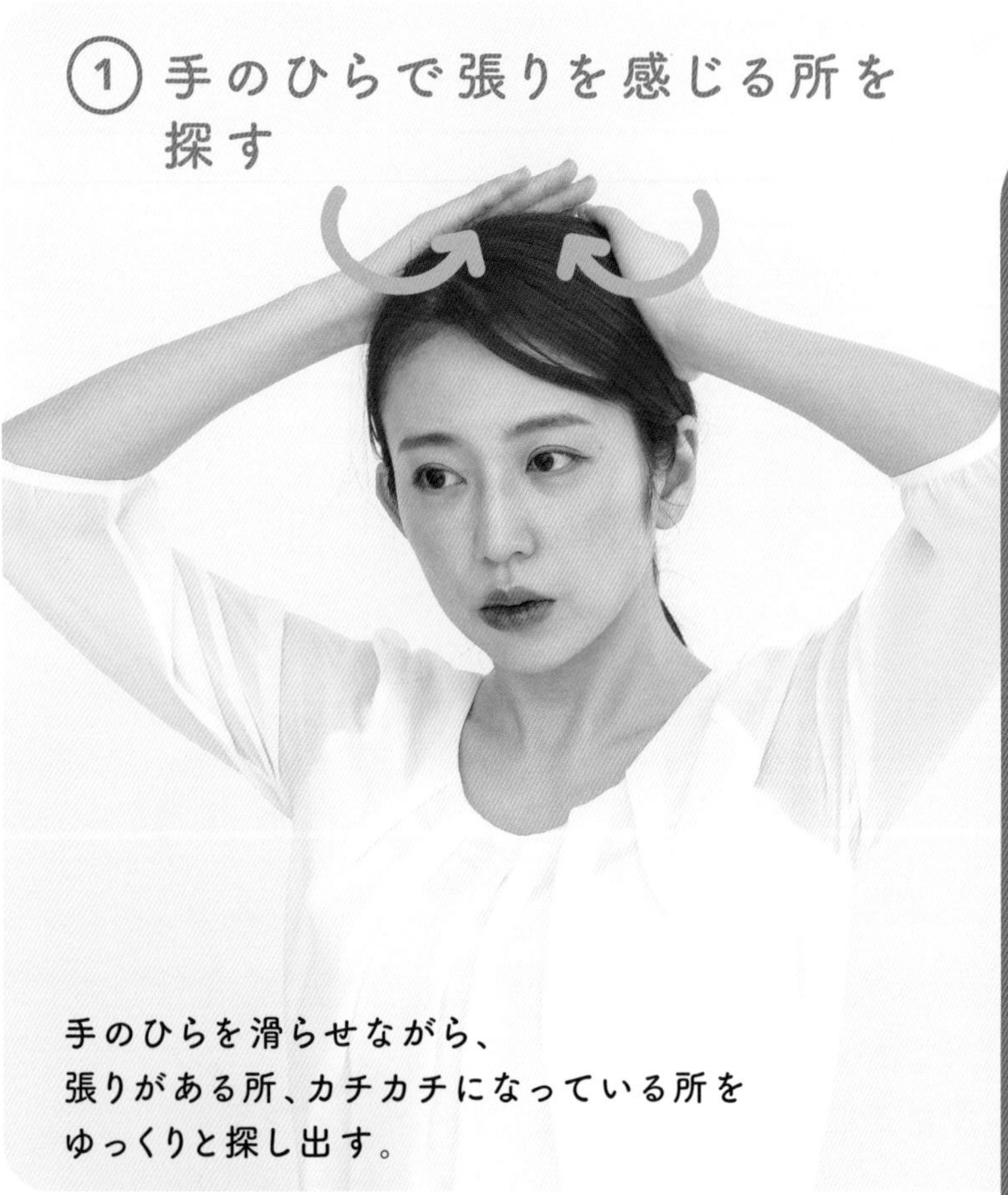

手のひらを滑らせながら、
張りがある所、カチカチになっている所を
ゆっくりと探し出す。

POINT

「指の腹」を使おう

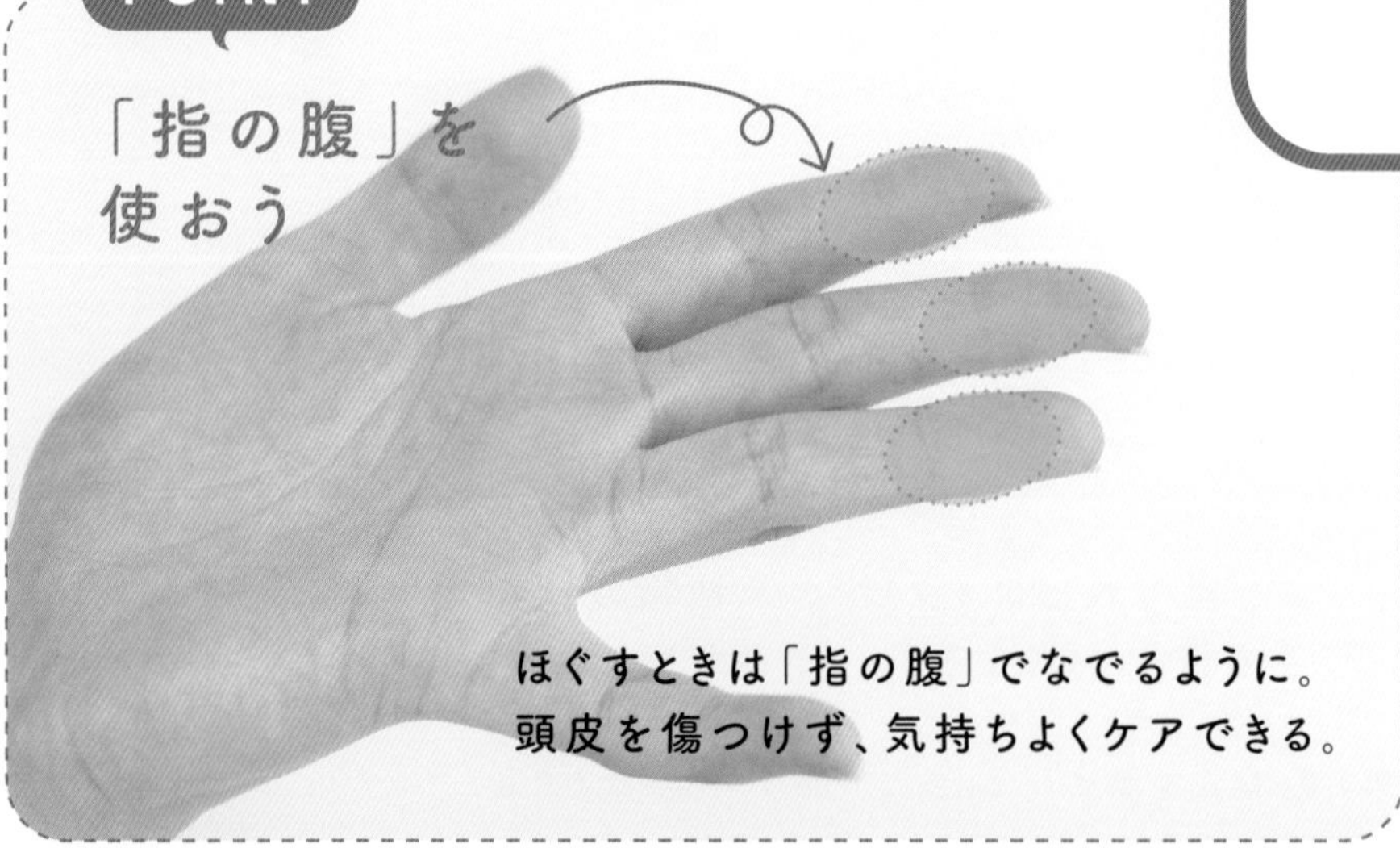

ほぐすときは「指の腹」でなでるように。
頭皮を傷つけず、気持ちよくケアできる。

② 張った所を中心に頭全体を指の腹で、もみほぐす

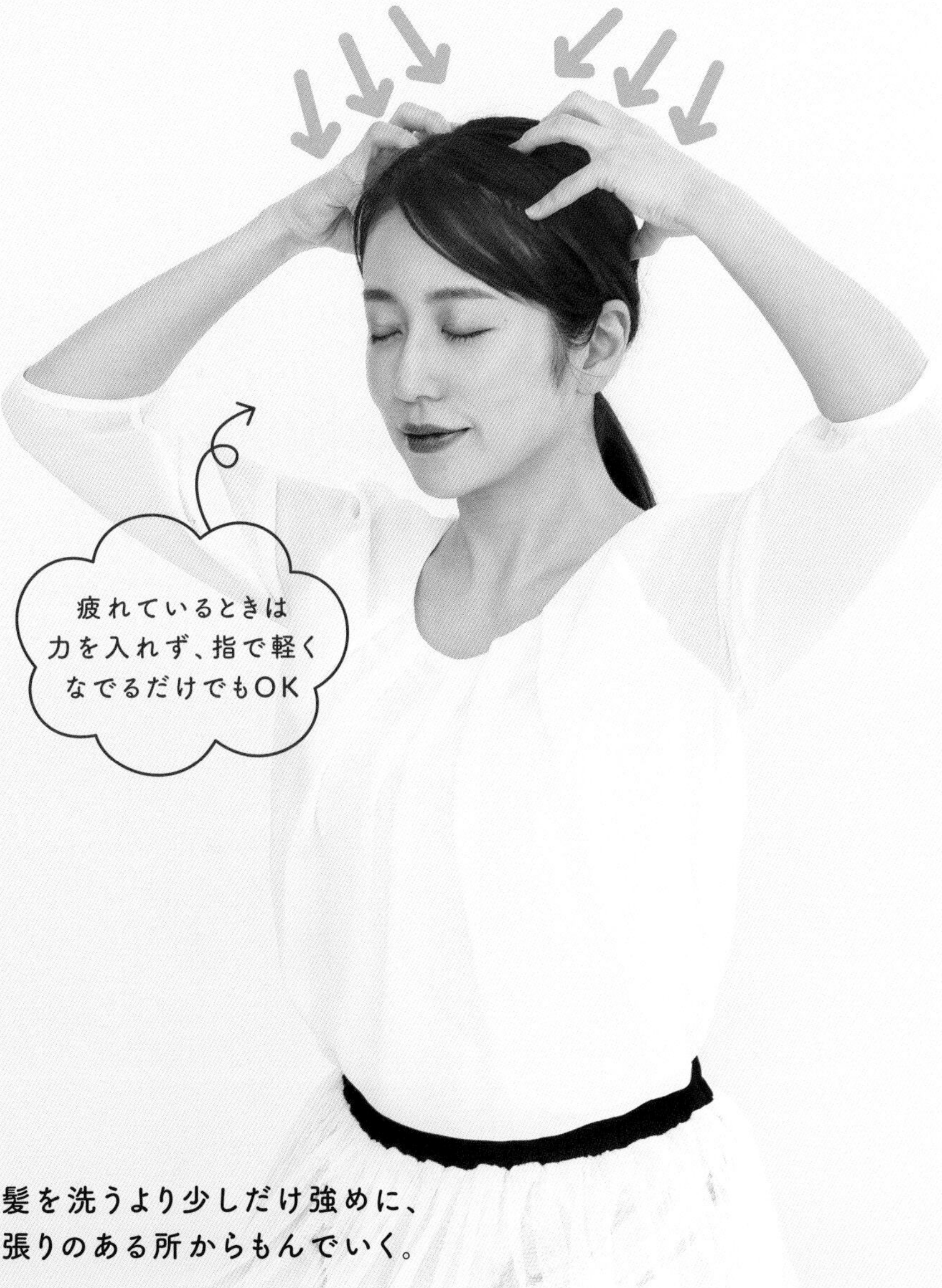
疲れているときは
力を入れず、指で軽く
なでるだけでもOK

髪を洗うより少しだけ強めに、
張りのある所からもんでいく。

いかがでしょう？

頭のマッサージの気持ちよさを、体感していただけたのではないでしょうか。

いずれも「時間を短く行ったから効果が薄い」わけではありませんし、逆に「長い時間行ったから効果が高い」わけでもありません。

1日1分の習慣を、数か月、数年単位でできるだけ長く、気持ちよく続けていくことが大切です。

頭をほぐしたときの気持ちよさの理由や、次なる3種のマッサージについては、第2章でご説明していきましょう。

キーワードは「**頭蓋骨（ずがいこつ）**」です。

第 2 章

「眼圧リセット」で気持ちよく頭をほぐす！

「目の入れもの」頭蓋骨は、一枚岩ではない！

さて、前章で「眼圧リセット」マッサージの気持ちよさを、体感していただけたと思います。

でも、手のひらで頭を伸ばしているだけなのに、どうして気持ちいいのでしょうか。

そもそも、前章のマッサージの目的は、**「頭蓋骨」の緊張を取り除くこと**にあります。

体が緊張するのと同じように、頭蓋骨を取り巻く筋肉だって緊張します。

すると、頭蓋骨が締め付けられ、キーンと痛むような**頭痛**になることも……。

だから、頭蓋骨を、いったんフワフワにゆるめるために、圧を加えたのだと理解してください。

「ちょっと待って。『頭蓋骨が緊張する』とか、『頭蓋骨をゆるめる』とか、そこからよくわかりません。だって頭蓋骨ってひとまとまりの骨でしょう？」

こんな声が聞こえてきそうです。

皆さんは、頭蓋骨がヘルメットのような「一枚岩」状のものだと想像していないでしょうか？

実際には、**「頭蓋骨」は、一枚の骨ではありません。**

頭部に8個、顔面に14個、耳の中に6個。合計28個の骨が、大陸のプレートのように組み合わさってできた総称です。

頭蓋骨をつくる主な骨

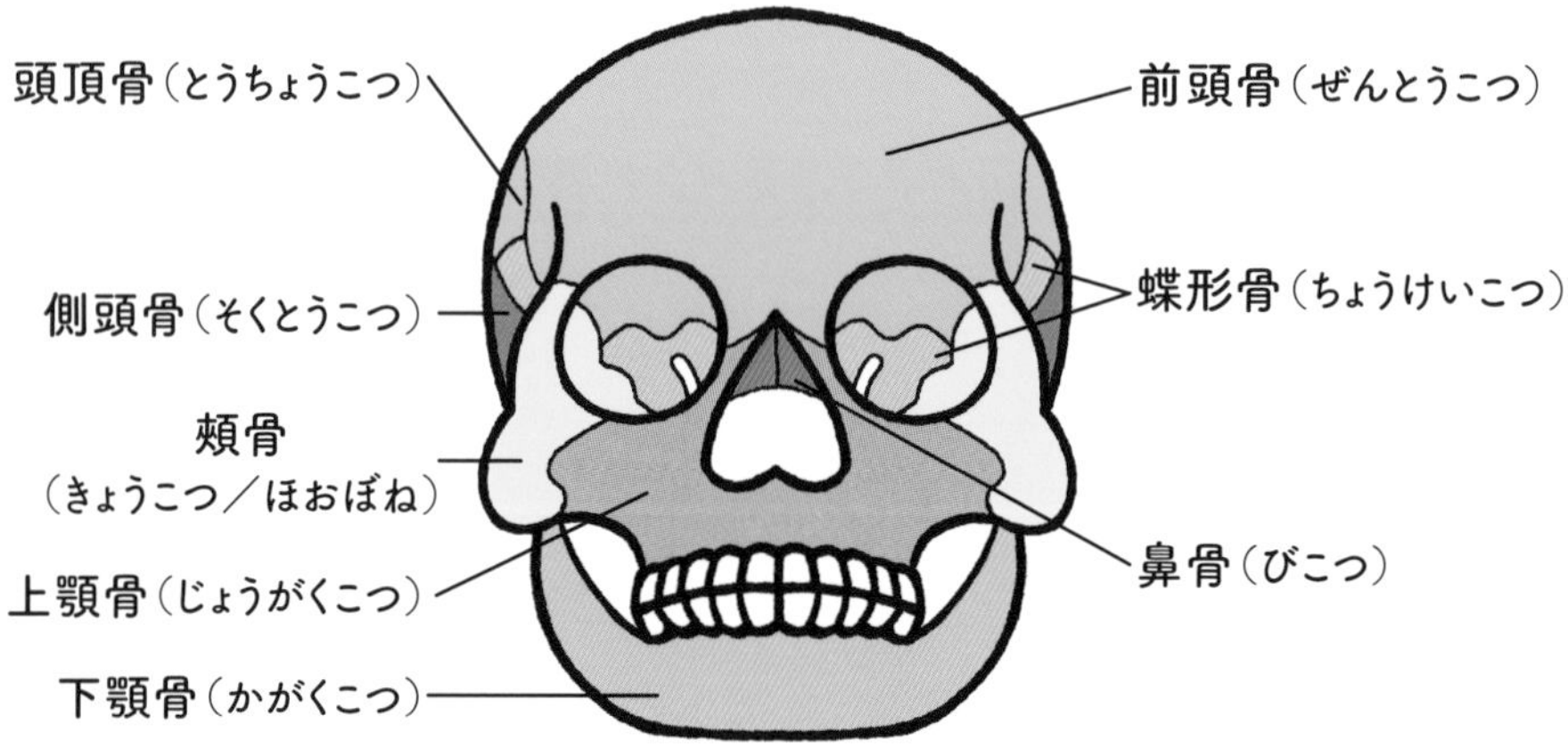

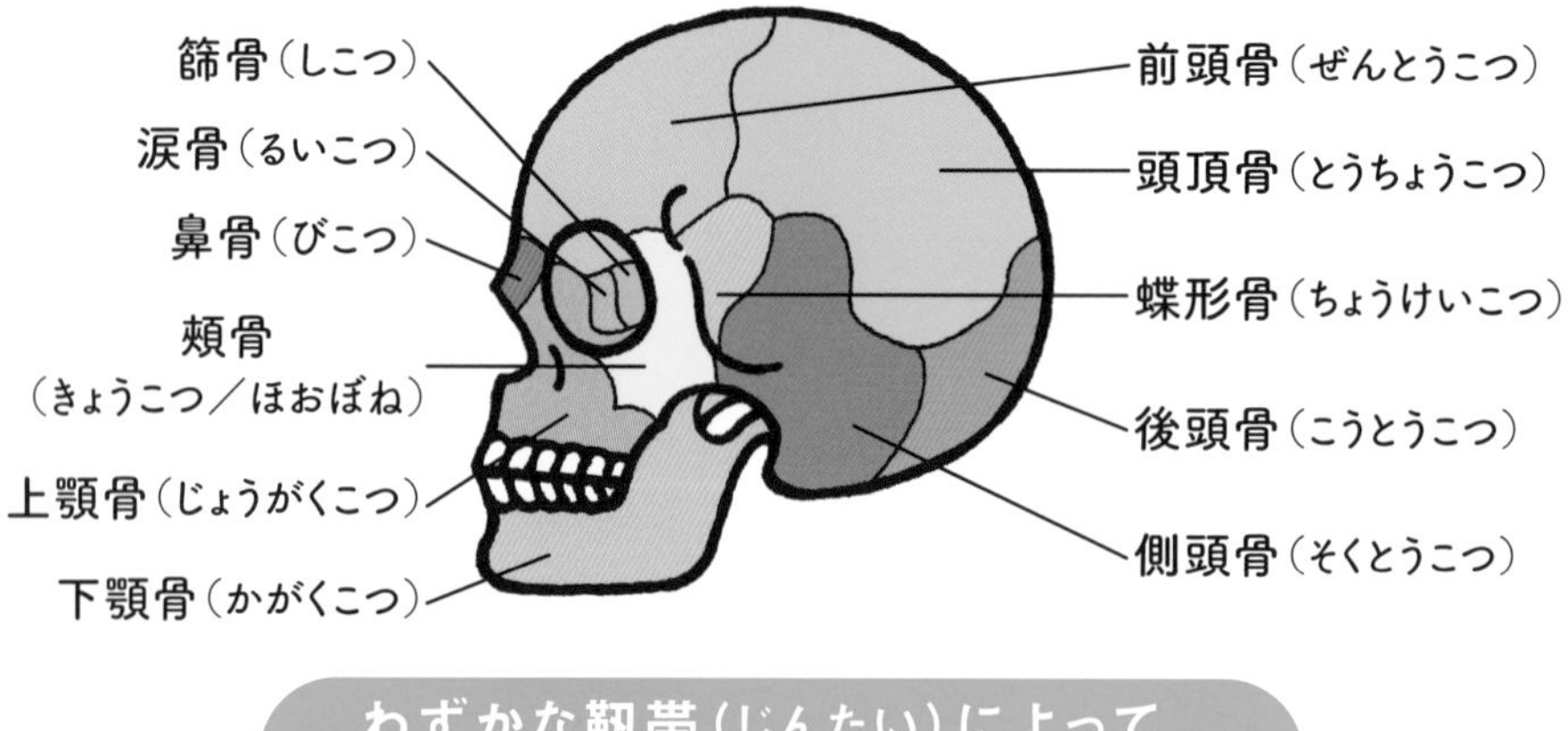

わずかな靭帯（じんたい）によって、
たくさんの骨がつながっている

なぜそんなに数が多いのか、不思議ではありませんか？
わざわざ面倒なことをせず、「一枚岩」でもいい気がします。

じつは、このように骨がたくさん必要なのは「うまく動いて脳を守るため」です。

頭蓋骨の28個の骨は、**ごくわずかな靭帯（じんたい）によって連結**しています。

この骨の連結の仕方は、頭蓋骨にしか見られないもので「**縫合（ほうごう）**」と呼ばれています。

この縫合というのが非常に優れもの。

もし頭蓋骨に大きな衝撃を受けたとしても、骨と骨をつなぐ**靭帯がクッションの役割を果たしてくれる**ので、私たちは脳を守ることができているのです。

「頭蓋骨が動くなんて信じられない！」という方は、赤ちゃんの頭を思い出してください。

赤ちゃんは、お母さんの狭い産道を通ってくるため、頭蓋骨の連結が大人よりもゆるめ。「**後頭骨（こうとうこつ）**」が伸び、頭が少しとがった状態で産まれます。

そして成長につれ、とんがった後頭骨は適度に落ち着き、丸い頭が完成。頭蓋骨の骨同士も、より緊密に連結していきます。

そんな大事な時期の赤ちゃんを、仰向け寝の姿勢で硬いところに寝かせると、後頭骨に圧力がかかり「絶壁頭」になってしまうというわけです。

人間の器官で最も大切な「脳」を入れる容器だから、頭蓋骨は他の骨とは異なり、そのように特別な仕様になっているわけです。

そして同時に、**外部と接している器官のなかで最も大切な「目」の容器にもなっている**のですね。

要するに、骨のなかで断トツに大切なのが頭蓋骨。

だから、頭部には筋肉や神経もたくさん集まっていて、そこをマッサージすると非常に気持ちよく感じられるわけです。

これが「眼圧リセット」マッサージの大きなメリット。体のどこをセルフケアするよりも、いちばんのリラックス効果を得られます。

「目のクマ」や「目ヂカラの衰え」にも頭蓋骨のこわばりが関わっていた！

皆さんは最近、「**目の周りにクマ**がよくできるなあ」と感じたことはありませんか？

あるいは、**老け顔**になってきたと感じることはありませんか？

私は骨格矯正を専門にしている身として、目の下のクマや老け顔の原因が

「眼窩（がんか）のくぼみ方」にあることに気付いていています。

眼窩というのは、頭蓋骨にある「眼球を入れるポケット」だと思ってください。

高齢になると、一重だったまぶたが二重になり、さらに目もくぼんでいく方がいらっしゃいます。

皆さん、お肌の張りや筋肉の老化のせいだとあきらめていますが、じつは頭蓋骨がかたくなってこわばることで、眼窩がくぼんでしまっているケースも多いのです。

そして眼窩がくぼむと、血流も圧迫されてしまい「目の下のクマ」がうっすらと現れてきます。

たとえば若いときに徹夜作業などをしたことがある人もいるでしょう。朝には全身の疲れとこわばりで、頭蓋骨まわりは当然カチカチになっています。すると、眼窩もくぼんでしまって血流が悪くなり「クマ」ができるという仕組みです。

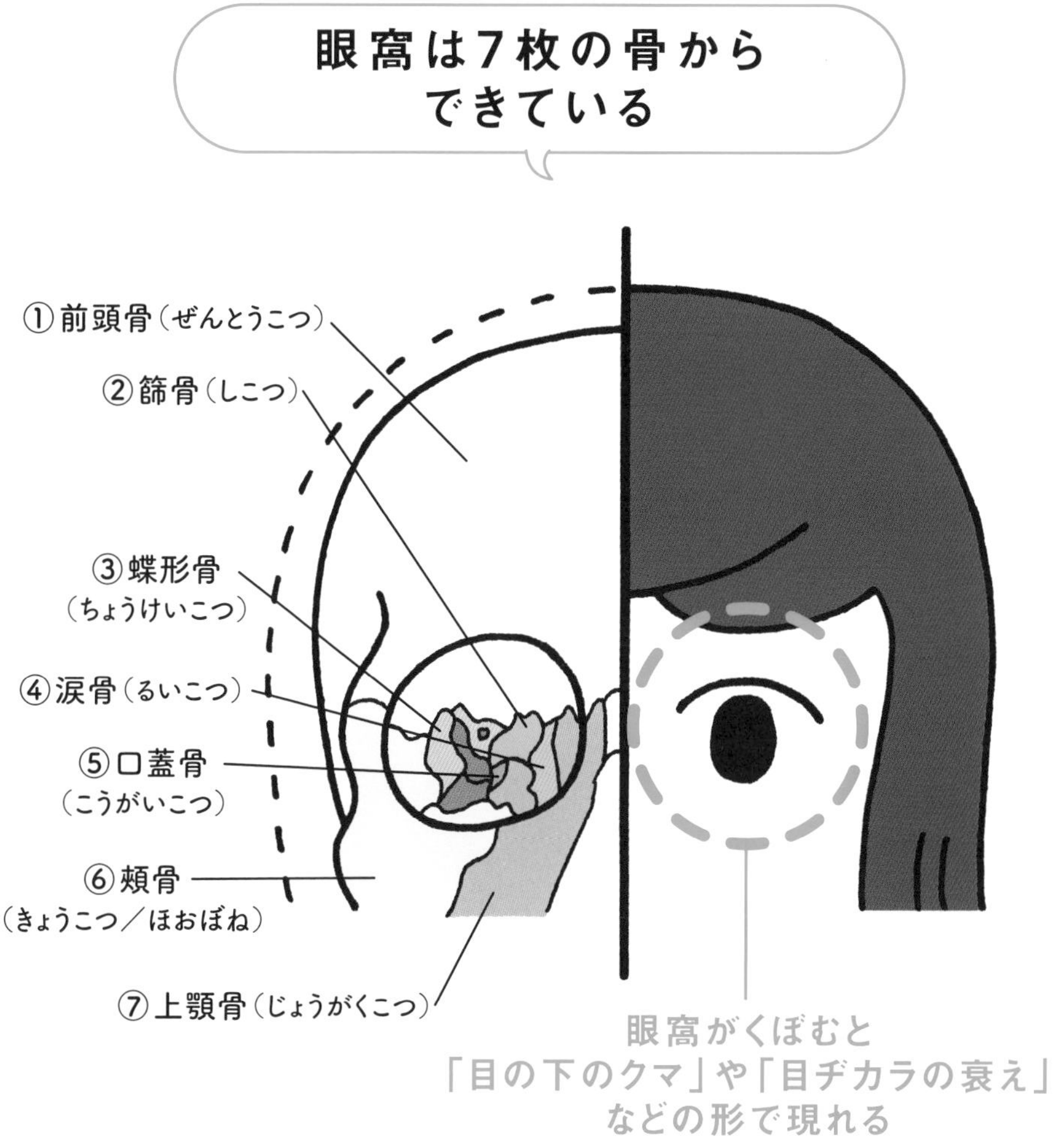
眼窩は7枚の骨から
できている
①前頭骨（ぜんとうこつ）
②篩骨（しこつ）
③蝶形骨
（ちょうけいこつ）
④涙骨（るいこつ）
⑤口蓋骨
（こうがいこつ）
⑥頬骨
（きょうこつ／ほおぼね）
⑦上顎骨（じょうがくこつ）
眼窩がくぼむと
「目の下のクマ」や「目ヂカラの衰え」
などの形で現れる

厳密にいえば、次のような順序で「老け顔」はつくられます。

① 頭蓋骨まわりの筋肉や靱帯がこわばる
② 前頭骨が下がる
③ 鼻骨が押されて横に広がる（このとき、少し鼻が低くなっています）
④ 眼窩がくぼむ
⑤ 眼球もくぼみ、クマができて老け顔に見える

細かいことを覚える必要はありませんが、重要なのは目のポケットである眼窩がくぼむと、当然圧迫されて「眼圧も上がる」可能性が高まるということ。

そこから先の症状には個人差がありますが、眼圧が上がって良いことはひとつもありません。

老け顔やクマといった美容的な問題はもちろん、近視や目のかすみといっ

た不調も出てきます。

目のポケットや筋肉が硬くなれば、眼精疲労や、それを起因とした頭痛も生まれてくるのです。


頭蓋骨のこわばりを、いかに避けるべきかはおわかりでしょう。

そもそも老け顔というのは、女性だけの敵ではありません。

顔の造形ひとつで、信頼感を与えたり、逆に不信感をもたれたりするものです。**人に好印象をもたれるかどうかは、眼圧次第と言っても過言ではありません。**

「手のひら」は、最高の癒しの道具

「眼圧リセット」マッサージのメリットは、**「手のひら」**を道具として使うこと。

手のひら、なかでも**「母指球（ぼしきゅう）」**を利用して行うため、いつでもどこでも気軽に行えます。

そもそも私たちの手のひらからは「癒しの力」が出ています。

先人たちはそれを「気」「磁気」「電気」などと解釈し、暮らしに活かしてきました。

聖書の中でキリスト様が、仏典においてお釈迦様が、人の体に手を当て、病気を治すシーンがよく出てきます。それは特別な人だけに限らず、誰でも行えるケアだったようです。その証拠に、**「手当て」**という言葉が現代まで残っています。

たとえば頭痛や腹痛のときに、誰かに手を当ててもらっているうちに、なぜか症状が和らいだ経験のある人もいるのではないでしょうか。

すこし話は変わりますが、スウェーデンのカロリンスカ研究所は、次のような発表をしています。

「人間が筆でラットに触れたとき。オキシトシンは、触れてすぐには分泌されないが、**約5分続けると分泌される**。触れるのをやめてからも約10分は分泌され続ける」

このオキシトシンは、別名「**幸せホルモン**」とも呼ばれ、生物が多幸感を感じやすくなる物質です。

皮膚刺激によって、「オキシトシン」が分泌されることはよく知られているのですが、右記のような「どれくらいの時間で分泌されるのか」を調べた実験の結果はあまりご存じないのではないでしょうか。

つまり、私たちがマッサージをする際も「**5分ほど続けるとよい**」ということになります。

本書で提案している「眼圧リセット」マッサージも、偶然ですが合計6分が目安になっています（6種類×各1分）。忙しくないときは、ぜひ6分続けてマッサージをしてみてください。

この3つを覚えればカンペキ！
あなたの目が生まれ変わるマッサージ

これからご紹介する3つの【基本マッサージ】では、ステップを踏みながら「眼窩を押し広げて歪みをリセットすること」を目指しています。それぞれの目的は次の通りです。

・ひとつ目のマッサージ

↓左右にある「頬骨（ほおぼね）」をほぐし、**眼窩の下**を押し広げる。

・ふたつ目のマッサージ

↓おでこ付近にアプローチして、**眼窩を上**に押し広げる。

・3つ目のマッサージ

↓顔の前面にある鼻骨を引き出して、**眼窩を前**に押し広げる。

つまり、人の力を加えることができる3方向に、最大限に働きかけるマッサージになっています。

すると、その周辺の筋膜や筋肉がゆるみだし、ピントを調節する毛様体や眼球の緊張がとれ、血流もアップします。リラックス効果で自律神経も整ってきます。

心身のパフォーマンスを高く保てるような状態になれば、目の機能も改善。**「あなた史上最高の視力」**に戻るというわけです。緑内障も遠ざかり、頭痛をはじめとしたさまざまなトラブルを防ぐことができます。

もうひとつ加えると、**小顔効果**や**美肌効果**が期待できます。

本書の冒頭でもお伝えした通り、もともとこの「眼圧リセット」は、小顔矯正の生み出した副産物。ですから当然ではあるのですが、続けることでスッキリと小顔に見えるようになるでしょう。

眼窩のくぼみをリセットすることで、**パッチリと大きな瞳に見えるようになる方もたくさんいらっしゃいます**。

「将を射んと欲すれば先ず馬を射よ」

このことわざ通り、眼球自体に触ることはせず、目の疲れや不快感を改善し、視力を回復させ、緑内障を遠ざけます。さらには、「見た目」の美しさも叶えます。

3つのマッサージに共通するコツは、第1章の46ページと同じです。

さあ、一緒にリラックスして始めましょう！

基本マッサージ
1

頬骨ほぐし

憧れの小顔を手に入れて、ほうれい線も解消！

①手のひらを頬骨に当てる

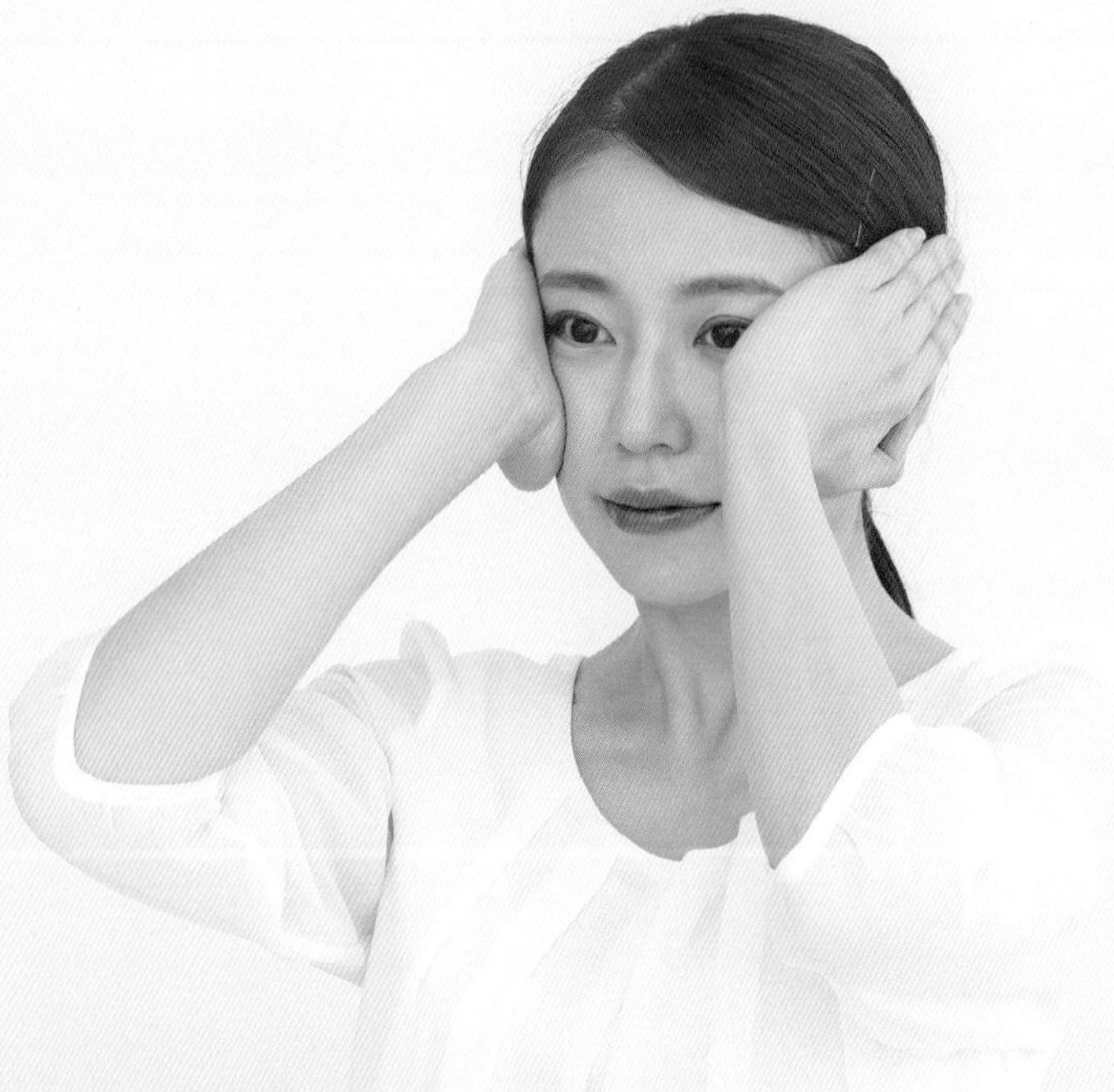

親指が下になるように手のひらを返す。
次に、頬の出っ張った所に母指球を当てる。

POINT

①の場所は
ココ！

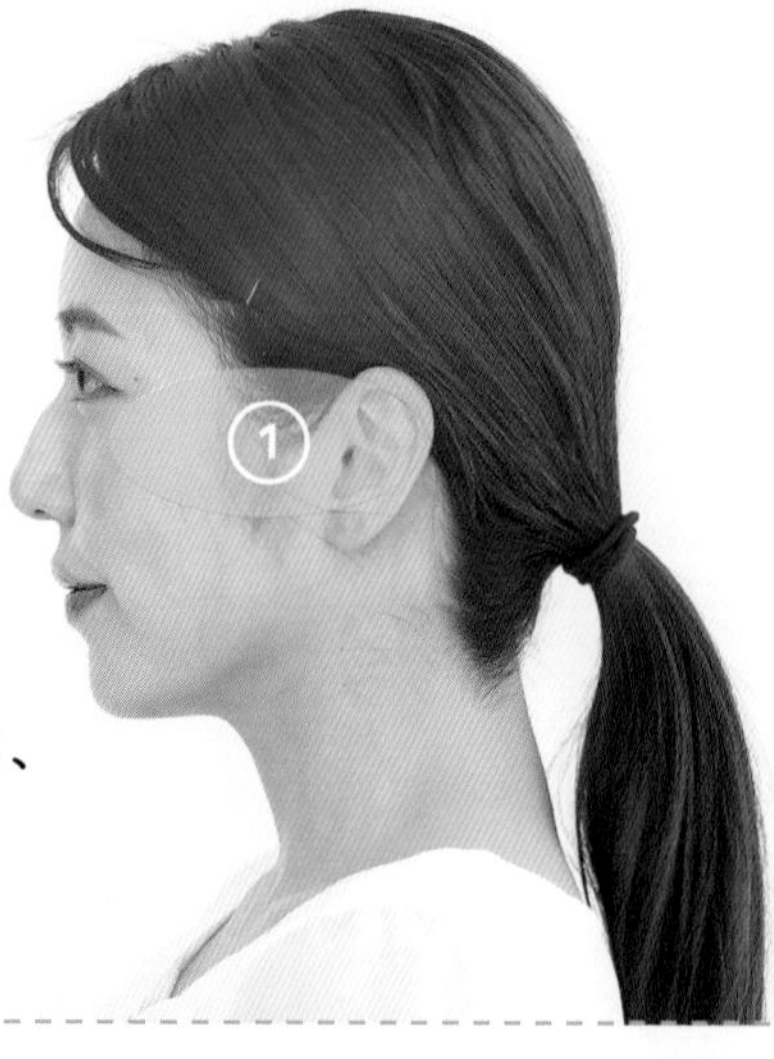

手のひらを置く場所は、
色のついた部分を
目安にしてみましょう。

② 頬骨を押し広げる

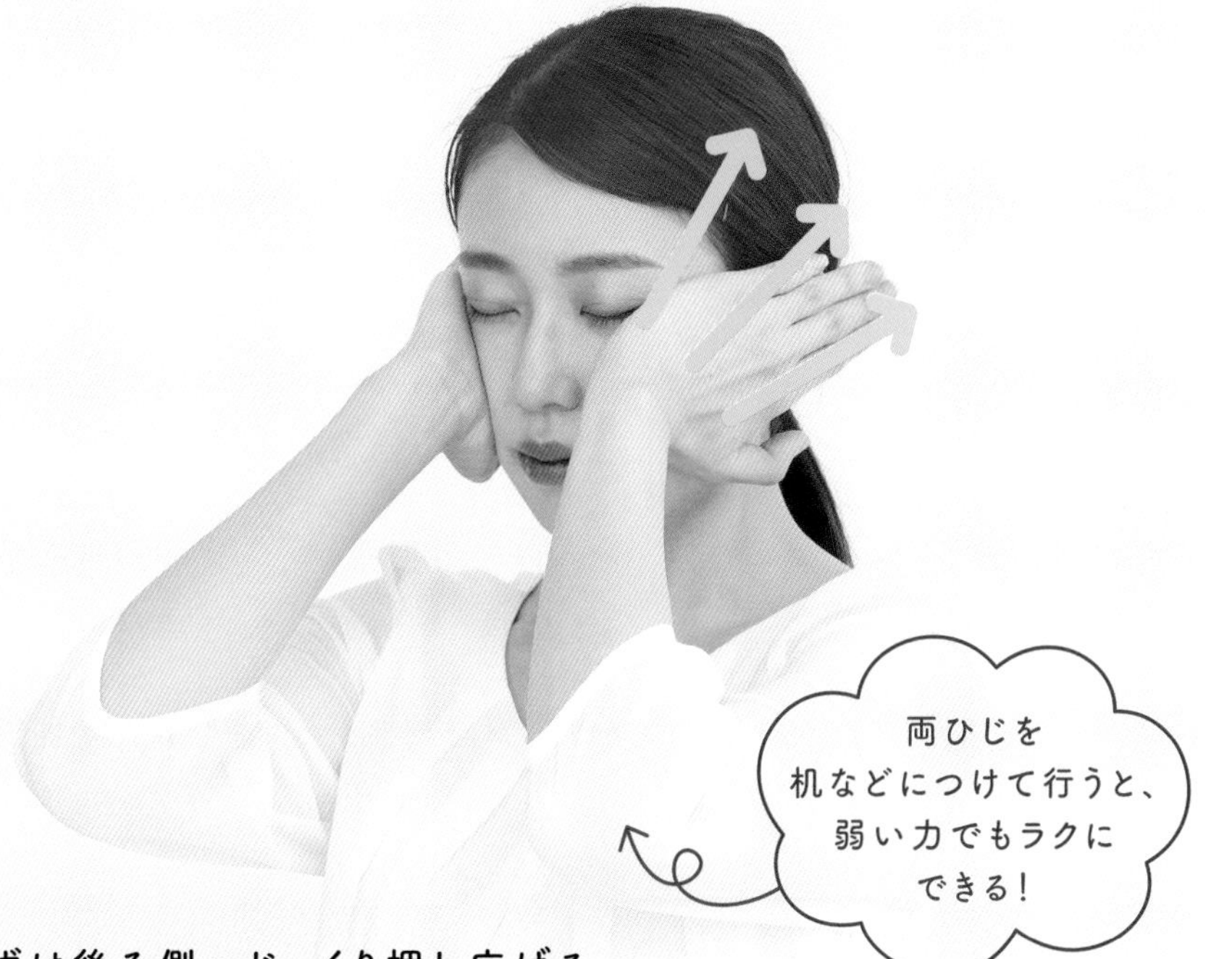
両ひじを
机などにつけて行うと、
弱い力でもラクに
できる!

まずは後ろ側へじっくり押し広げる。
気持ちよくできたら、次は力を加える方向を
少しずつ上に変えていく。

✕ 手の当て方に注意

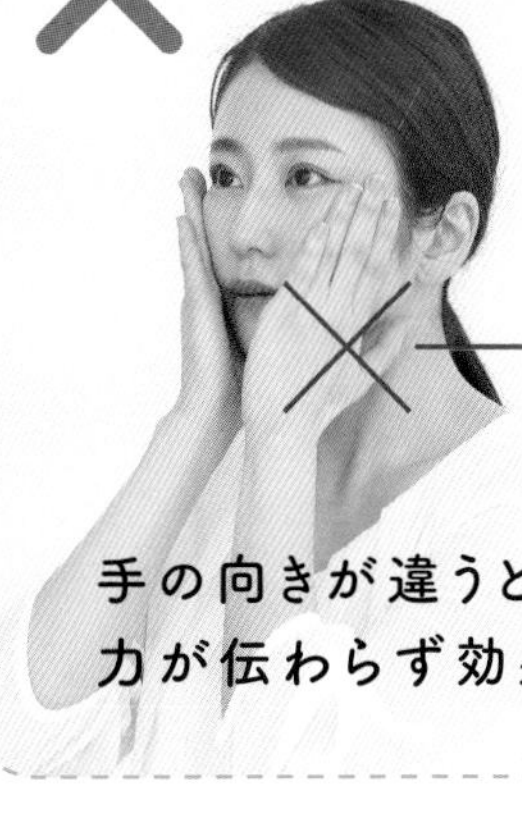
手が違う

手の向きが違うと、
力が伝わらず効果もダウン

「母指球」を上手に当てよう ○

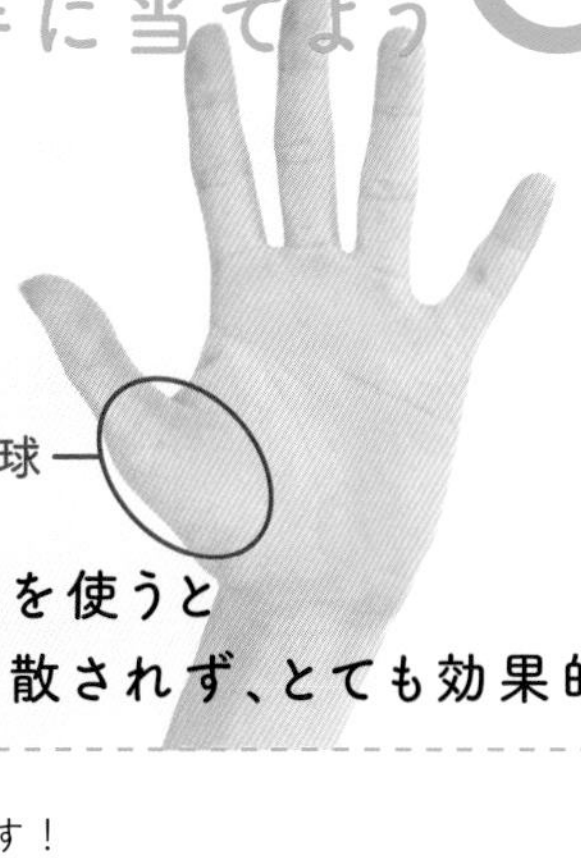

母指球を使うと
力が分散されず、とても効果的

基本マッサージ 2

眼窩ほぐし

美容効果が大きく、緑内障や近視を遠ざける!

① 母指球をおでこのくぼみに当てる

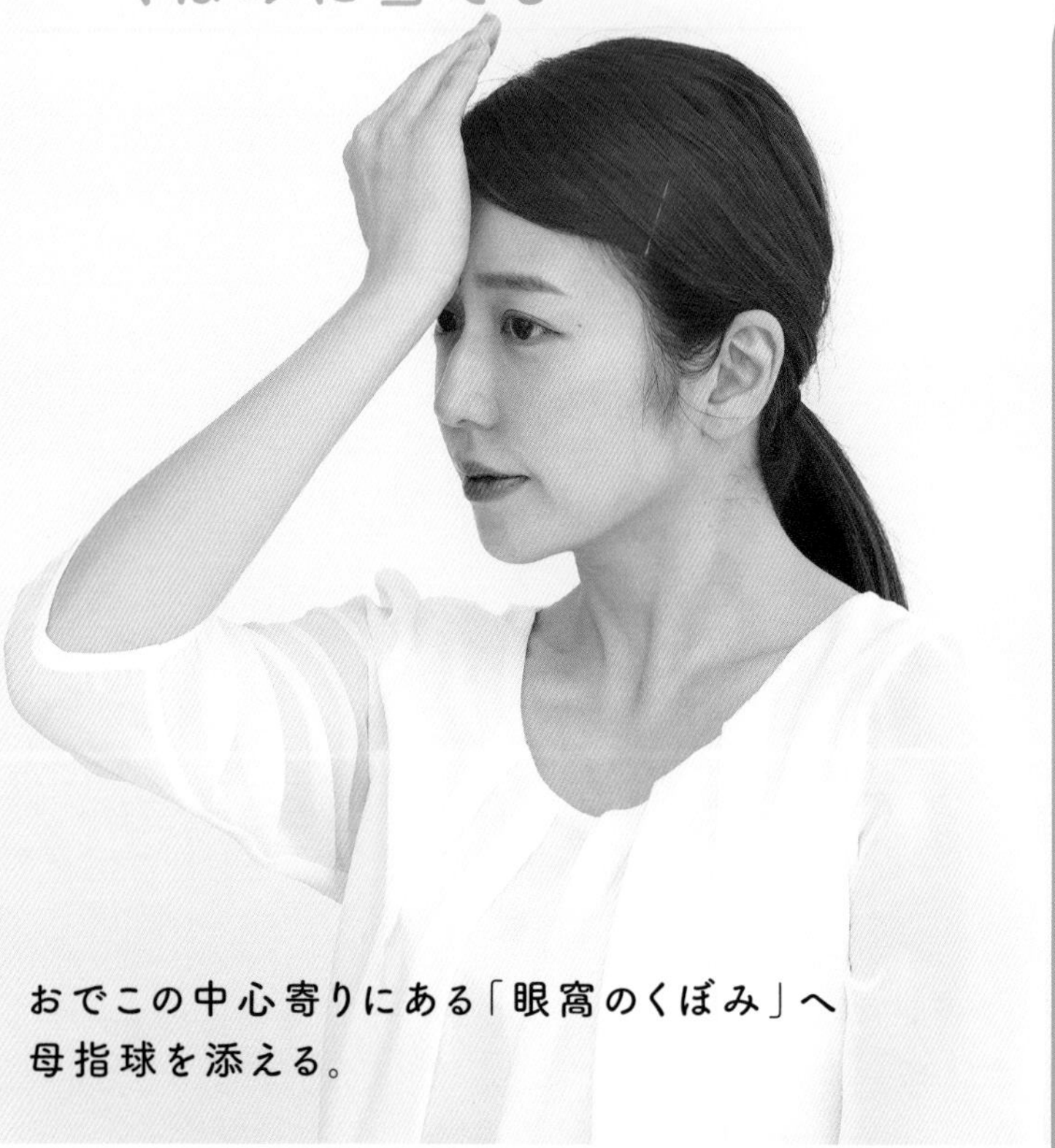

おでこの中心寄りにある「眼窩のくぼみ」へ母指球を添える。

POINT

①の場所はココ!

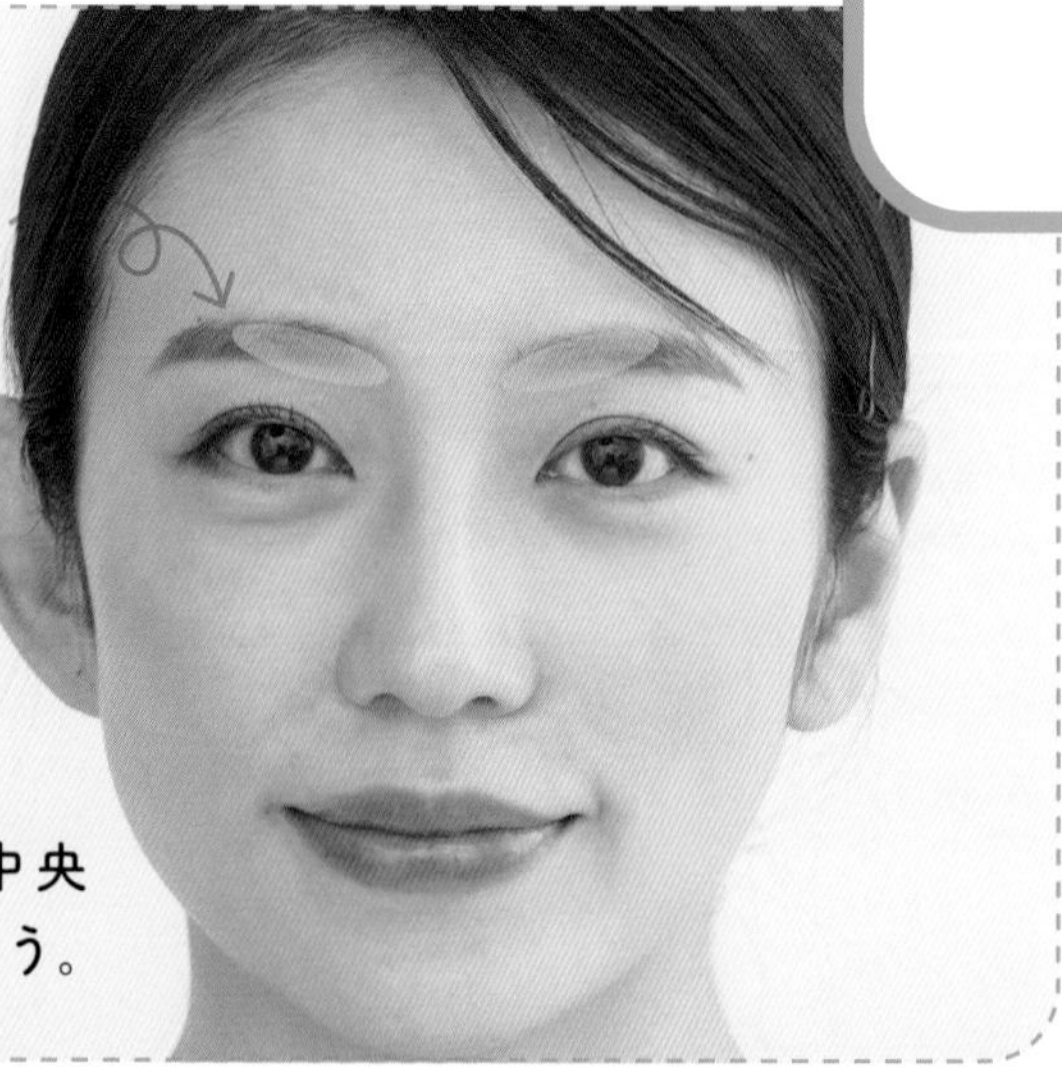

眼窩のくぼみは、「まゆ毛の下」「顔の中央寄り」を目安にしましょう。

② 片手でひじを支え、眼窩を押し広げる

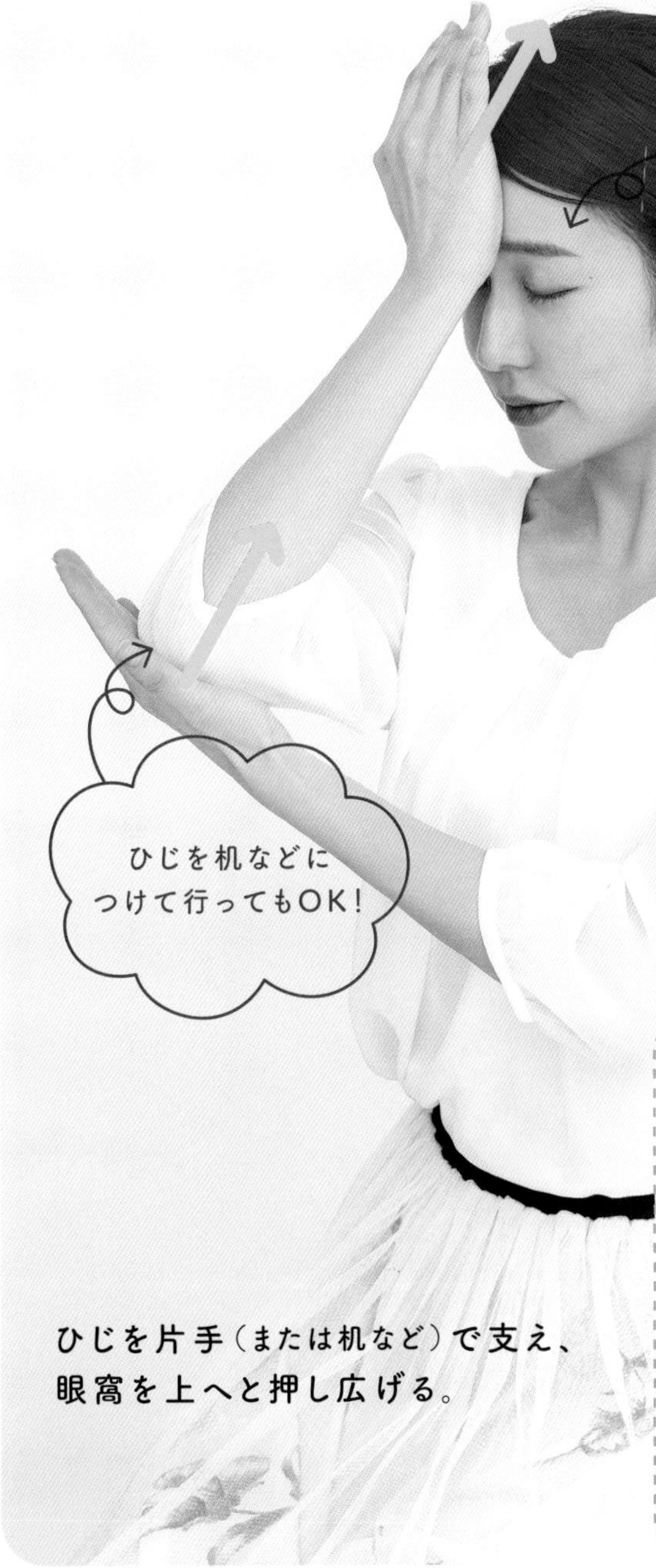
右側が終わったら、
左側の眼窩も
同じように行おう
ひじを机などに
つけて行ってもOK!

**ひじを片手（または机など）で支え、
眼窩を上へと押し広げる。**

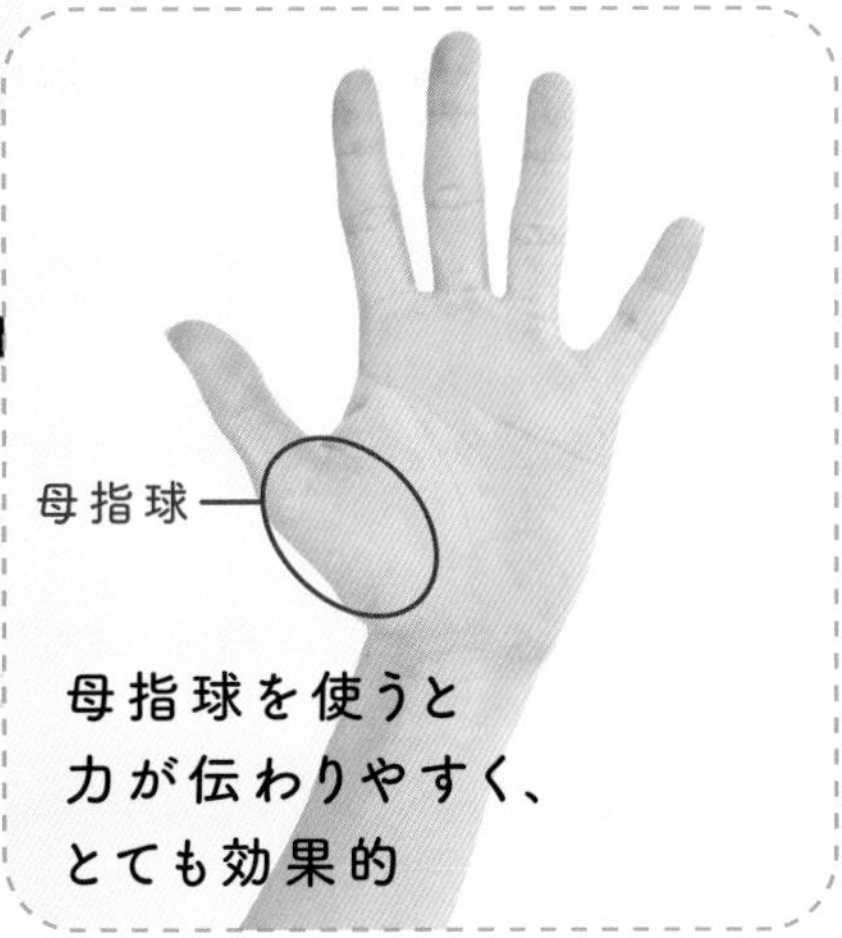

**母指球を使うと
力が伝わりやすく、
とても効果的**

基本マッサージ 3

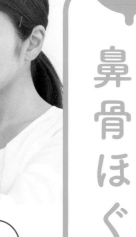

鼻骨ほぐし

瞳が大きくなり、視力も、鼻の高さもアップする！

① 鼻骨をつかみ押し下げる

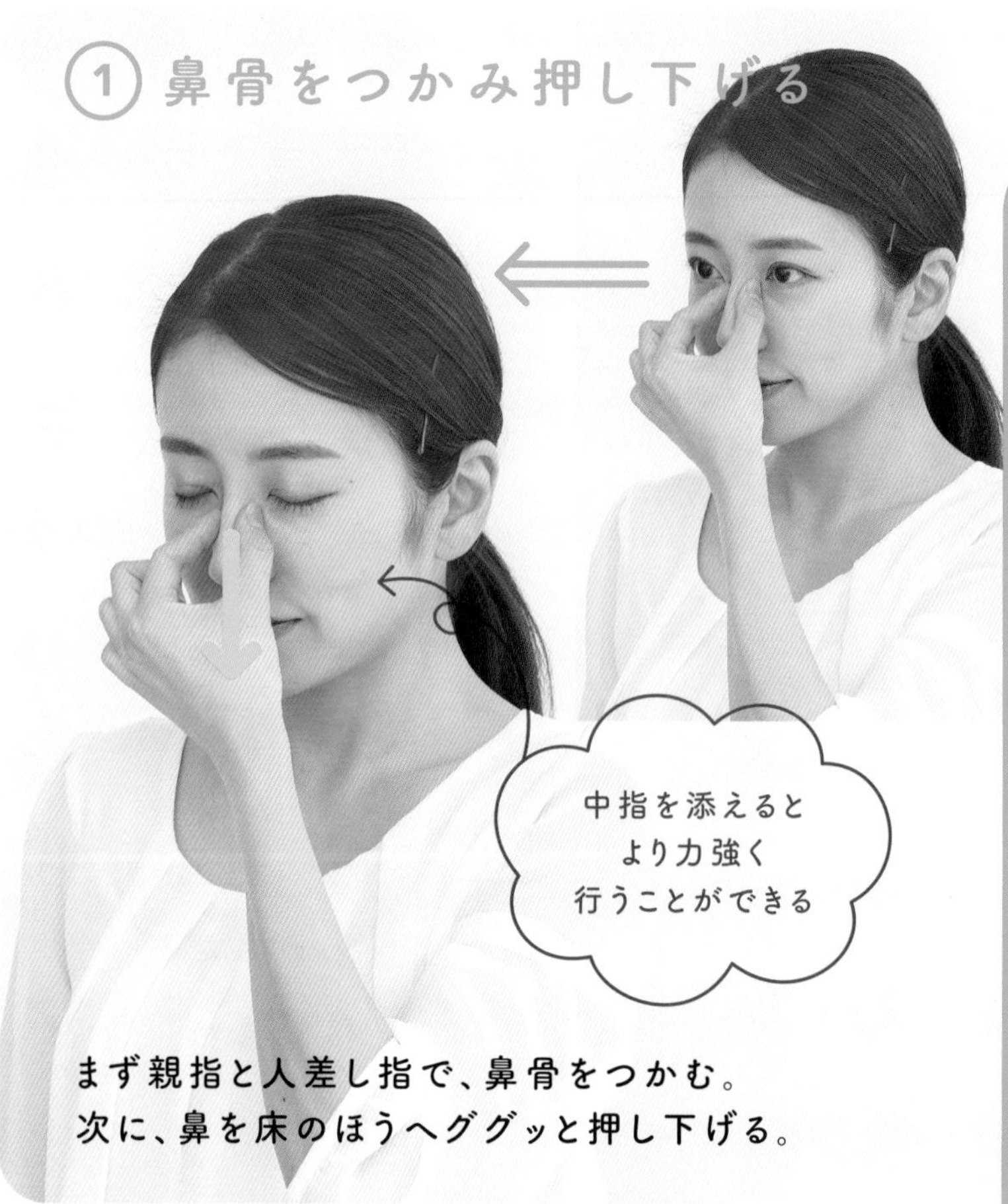

中指を添えると
より力強く
行うことができる

まず親指と人差し指で、鼻骨をつかむ。
次に、鼻を床のほうへググッと押し下げる。

POINT

①と②場所
はココ！

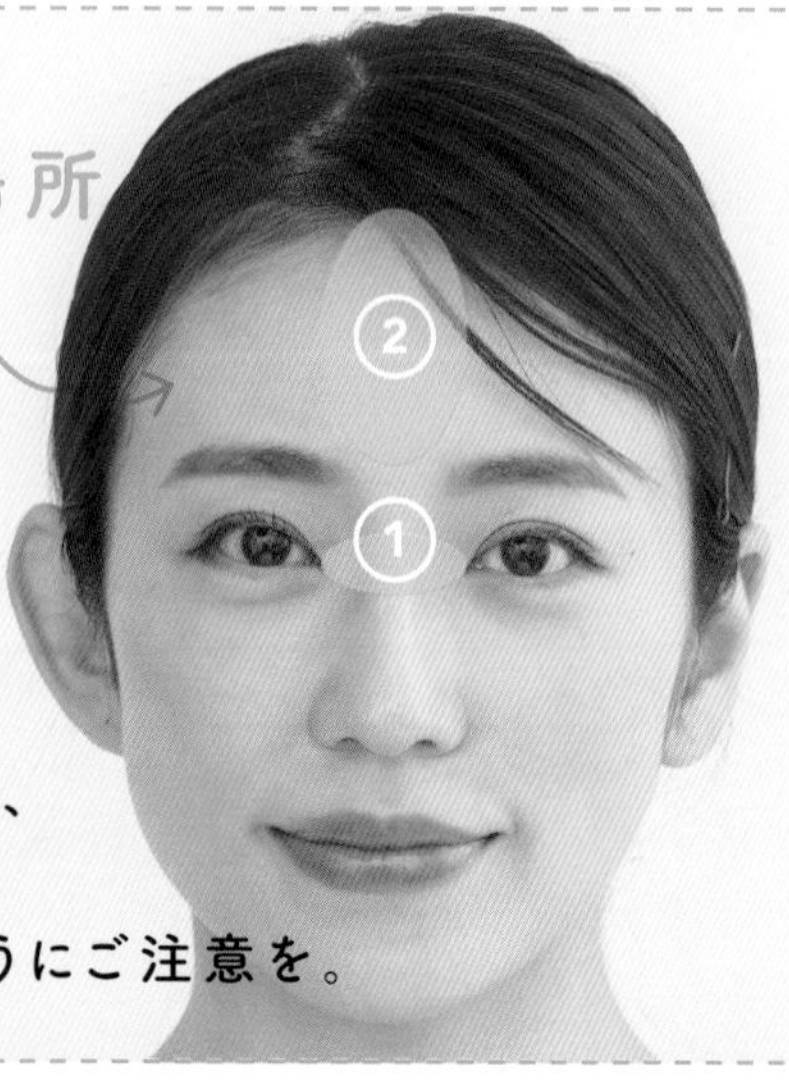

鼻骨の位置は、
瞳の横あたり。
間違えないようにご注意を。

② 同時に、片手でおでこを押し上げる

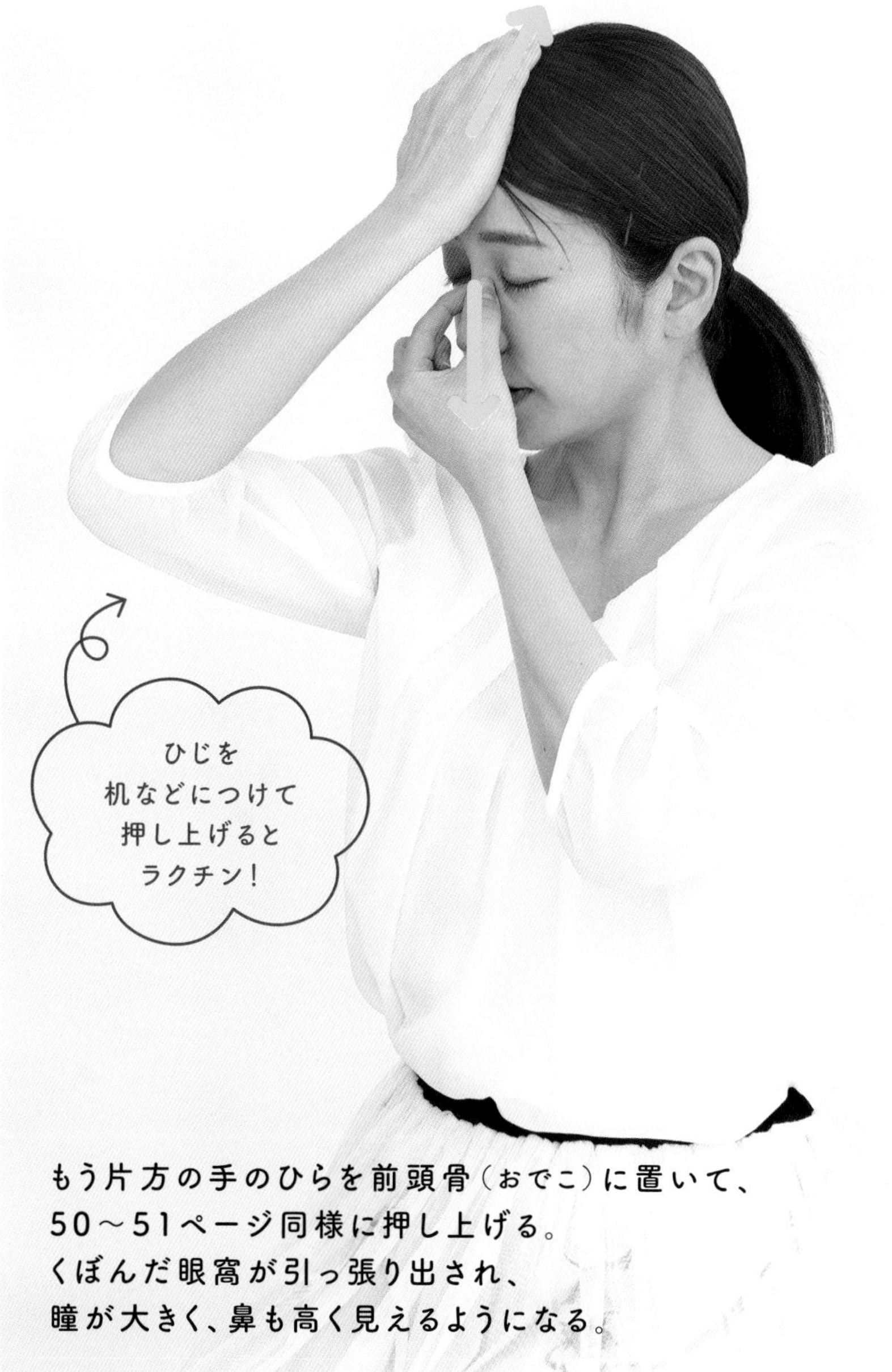
ひじを
机などにつけて
押し上げると
ラクチン！

もう片方の手のひらを前頭骨（おでこ）に置いて、
50～51ページ同様に押し上げる。
くぼんだ眼窩が引っ張り出され、
瞳が大きく、鼻も高く見えるようになる。

効果をアップさせるために「意識すること」
効果がダウンしないために「注意すること」

さて、3つの【基本マッサージ】で、「目の見え方」が変わったことを実感できましたか？

一度だけでなく、継続して行うことで、着実に眼圧を下げていきましょう。

大切なのは、「目」と「眼圧」のつながりを理解して、マッサージの目的を常に意識することです。

理屈を十分理解すれば、その人自身に備わっている治癒力が、無意識のうちに活性化し始めます。

つまり、本人の気持ち次第で、ケアの効果がまったく違ってくるのです。

それは日々、患者さんに接していても痛感する真理。

よくいわれるように、思考と体は表裏一体なのです。

マッサージの最中は、「目がラクになっていく」と強くイメージして行いましょう。

マッサージ後の意識も大事です。

「気持ちいい」という「快」の感情で、心をいっぱいに満たしてください。

そして体から指をそっと離し、深呼吸をしましょう。

「うまくリラックスできた」と自分を肯定し、ほめてあげましょう。

「眼圧リセット」マッサージの最大の特徴は、痛くないこと。

「持続圧」で行うため、苦痛や我慢とは無縁でいられます。

ただし、最大限の効果を得ようとするなら、全身をできる限り脱力しておくことが重要です。

少しの刺激を受けただけでも、体はそれを敏感に感知して、よい方向に変わりはじめることでしょう。もっとも、「頭部に自分自身で力を加える」という非日常的な行為には、緊張がつきまとうはず。

最初は「脱力」どころではないかもしれません。「正しい位置に圧を加えなくては」と思うあまり、力みすぎることもあるでしょう。

何度か繰り返して、一連のマッサージを無意識に行えるようになったら、**「思いっきり脱力すること」**を次の目標に掲げてみてください。

自分の頭や顔に触れることを習慣化すると、体の感度は高くなります。マッサージを行うことは、体との対話を重ねるようなもの。だから、最初の頃よりは、きっとうまく脱力できるはずです。

ここでお願いがあります。このマッサージは自分以外の人に行わないでください。「どこが気持ちよいか」自分自身の気付きを促し、体の感度を高め、心地よさを追求することが、このマッサージの特徴です。

しかしそれは「他人の頭に圧を加えること」と勝手が違います（有資格者の方はのぞく）。

また次のような人は、**このマッサージを行わないようにしてください**。

①「極端な体調変化をさせてはいけない人」
②「体力が著しく落ちている人」
③「軽く触っただけで痛みや内出血が起こる人」

主治医がいる場合は、相談の上、取り組んでください。

お風呂でも、眠る前の寝室でも、いつどこでも24時間ケアができる

この本を見ずに、ある程度マッサージができるようになったら。入浴中の浴槽内でも、ゆっくり試してみてください。

お湯につかると、浮力が働き、体が軽くなりますね。関節や筋肉にかかる負担は減り、コリかたまった筋肉はときほぐされます。

副交感神経が優位になるため、血管が拡張し、血流もよくなります。もちろん精神的にもリラックス。こんな理想的な状態で、マッサージをしない手はありません！

さらにいうと、**夜には必ず行うのが理想的です**。

1日の終わりの頭と顔には、コリや老廃物がたまっています。

夜にマッサージを行うことで、それらの「悪い要素」を排出、リセットできます。

またマッサージには「形状記憶させる」という効果もあります。

眠る前に、**頭蓋骨に「修正」をかけることで、「理想的な位置や形状」を目に思い出させることができます**。すると、翌日の起床後には、目を再び「自分史上最高のコンディション」に戻せるのです。

もちろん、昼寝の前のマッサージもいいものです。

けれども、形状記憶効果を狙うなら、1時間以上連続して横になって眠る夜こそ、最高の結果を期待できます。

第3章

目に直接効いてくる新習慣⑩

本能を逆手にとれば ドライアイもかすれ目も、簡単に改善できる

アメリカ・デューク大学のある研究では**「人間の行動の45%は、習慣でできている」**という事実が明らかになりました。

なぜ私たちは行動の約半分も、習慣化してしまっているのでしょうか？

その答えは「脳」の性質にあります。

脳とは、基本的に怠惰なもの。できるだけ手抜きをしてラクをしようとします。だから、食事や排泄、通勤、入浴などの日常の動作を「無意識に行えるレベル」にまで習慣化し、脳の負荷を軽くしているのです。

つまり人間には**「なるべく習慣化したい」という欲求が本能的に備わっているのです**。この欲求をうまくいかせば、「眼圧リセット」のセルフケアを

新しく習慣化するのは容易なことです。

習慣化に成功したらどうなるか。

未来の自分を想像して、よい習慣を取り入れ、積み重ねていきましょう。

「目がよく見えるようになった！」

「ドライアイやかすれ目がラクになった！」

そんな風にこまめにイメージするのがコツです。

古代ギリシアの哲学者アリストテレスも**「人は習慣によってつくられる」**と看破しました。目の健康だって同じです。ここでご紹介する新習慣を、いくつか続けてみてください。「眼圧を下げる」以外にも、さまざまな目の不調を整えるアプローチをたくさんご紹介していきます。

特に最初の5つは、この本から目を上げて、今すぐ実践できるものです。

新習慣

1

文字から目を離す

近視の原因は「遺伝」じゃない！ じつは「姿勢の悪さ」だった

中国の小学校で勉強する子どもたちの写真を見たことがあります。各机には、上体を前傾させすぎないための「レバー」が設置され、手元に目を近付けられない仕組みになっていました。

これは理にかなった方法です。なぜなら**「近くのものを見る時間」を減らすと、目の「調節ラグ」が起こりにくくなり、視力低下を防げる**からです。

「調節ラグって何？」という人も多いはず。少し説明します。

人の目は水晶体の厚みを調節することで、網膜にピントを合わせています。その水晶体の調節が少し遅れることを**「調節ラグ」**と呼びます。

調節ラグが起こったとき、眼球は奥に、楕円形に伸びます。**この眼球の伸**

びこそ視力が低下する原因だと、最近の研究でわかりました。

幼児期に例外はありますが、物心のつく年齢になってからの眼球の伸びは「近視」を引き起こし、視力は低下してしまいます。

かつては、親が子どもに「目が悪くならないよう、いい姿勢で読み書きをしなさい」とよく言ったものです。それは「調節ラグ」のことを直感的にわかっていたのかもしれません。

その後、「近視＝遺伝のせい」という「遺伝説」も流布しましたが、近年は研究が進み、**近視の原因は「調節ラグ説」が主流**になっています。

「文字から目を離して、読む」

たったこれだけで、私たちは近視を遠ざけることもできるのです。

新習慣

2

「1分間の仮眠」を行う

世界の一流企業も取り入れている
目にも脳にも効く「自分の休ませ方」

「毎日、忙しい」という方にこそ、推奨したい習慣があります。

たった1分間で終わるのに、目と頭（脳）の両方の疲れを軽くしてくれる、お得なセルフケアです。その行い方は、拍子抜けするほど簡単です。

だって、**「1分間、目を閉じるだけ」**なのですから！


「わずか1分間で目に効く理由」は、「涙」にあります。

目を閉じていると、たとえ1分でも涙が眼球に行き渡ります。涙は、眼球に養分と水分を与えることができます。だから、1分でよいのです。

一方、「わずか1分間で脳に効く理由」は、脳の特殊な性質にあります。

脳は、たとえ何も考えていないときでも、「目から情報が入ってくる間は働き続けてしまう」という性質をもっています。

目が開いている限り、疲れていても決して休めない。

そんな過酷な労働状況に置かれています。

逆にいうと**「目を閉じれば、いつでもどこでも休める」**というわけです。


グーグルやナイキなど、欧米の有名企業では、朝食後の20分前後の仮眠**「パワー・ナップ」**が推奨されているそうです。それに対して10分間の仮眠は**「ミニ・ナップ」**、1分間の仮眠は**「マイクロ・ナップ」**と呼ばれ、世界中で実践者が増えています。

目と頭の疲労軽減には、通常の睡眠に加えて「数分単位の休息を、1日に数回行うスタイル」が最適なのです。

新習慣

3

「気」の力で目を温める

体のなかの最強パワースポットで疲れ目を改善させよう

目を温めると、「疲れ目が改善する」「涙の分泌が促されてドライアイを防ぐ」。

こんな話を聞いたことはありませんか？

目を温めるホットパックは数多く売られていますし、実際気持ちのよいものです。でも、いつでもどこでも手軽にできるわけではない……。

そこでおすすめしたいのは、**自分の両方の手のひらをこすり、そこから出る熱で目を温める**というセルフケアです。

これは「気功」の世界では、よく知られた方法です。

手のひらの中心部には**「労宮（ろうきゅう）」というツボ**があり、そこから

「気」が多く出るので、眼球が温まりやすいのだとか。

「ヨガ」の領域でも、この技法は**「パーミング」**と呼ばれ、今でもよく実践されています。

洋の東西を問わず、世界中で注目されてきた手のひらのパワー。第1・2章でも見てきたように、手のひらは「眼圧リセット」には欠かせない大切な道具なのです。試さない手はありません。

ろっかん流・気功パーミングの行い方

①リラックスする（立った姿勢でも、座った姿勢でもよい）。
②両方の手のひらをこすり合わせる。「温まった」と思うまで摩擦する。
③手のひらで目を包むように軽く押さえる。**「手のひらから出ている体温で、眼球を温めよう」とイメージする。**深呼吸を10回したら、手を離す。
⇩①〜③を、1日に数回繰り返す。血行がよくなっている、入浴中の浴槽内で行うのもおすすめ。

新習慣

4

意識的にまばたきする

「ドライアイ」を簡単に撃退！ いますぐできるエクササイズに挑戦しよう

突然ですが、クイズです。「日本で2200万人がかかっている」と推定される目の病気とは、何でしょう？

答えは、**ドライアイ**。「自覚のない人も含めると**高齢者の約74％**がかかっている」というデータもあるほど、身近な病気です。**ドライアイが原因でコンタクトをあきらめた**、という方もたくさんいらっしゃいます。

まばたきをせずに我慢していられる時間が「12・4秒以下」の場合、ドライアイの可能性が高いともいわれます。

その原因のひとつは「**まばたき不足**」。まばたきの回数が少ないと、涙の分泌が促されず、角膜が傷つき、痛みを感じるようになります。

通常は約3秒間に1回まばたきするのが理想なのです。しかし、読書のときは約6秒間に1回、パソコン操作では十数秒に1回にまで減るのだとか。
そこで、簡単な「眼圧リセット」まばたきエクササイズをご紹介します。意識的にまばたきを行い、「正しいまばたき頻度」をキープしましょう。

「まばたきエクササイズ」の行い方

①1秒間に1回まばたきする。それを10秒ほど続ける。
②1秒間に2回まばたきする。それを10秒ほど続ける。
③1秒間に3回まばたきする。それを10秒ほど続ける。
⇩①〜③を1セットとして、それを1日に数セット繰り返す。

最初は難しくても、慣れていけば徐々に**目に潤いが戻る**のが自覚できるはず。さあ、これでドライアイも卒業しましょう!!

新習慣

5

目の遠近トレーニングをする

足腰をスクワットで鍛えるように、目の筋肉も鍛えよう

パソコンやスマホなど、手元ばかりを見ていると、近い範囲に視線が固定され、水晶体の厚みを調節してくれる筋肉**「毛様体筋」が疲れてしまいます**。するると目の血流が悪くなったり、目が酸欠状態になったり。近眼やドライアイなど、目のトラブルを招きやすくなります。

そこでおすすめしたいのが、**「眼圧リセット・スクワット」**。その名の通り、目のスクワットです。下半身の筋肉の「曲げ伸ばし」を繰り返すスクワットのように、毛様体筋も鍛えましょう。

その方法は簡単です。「近く」「遠く」を、交互に10秒ずつ見る。

それを数セット、繰り返すだけです。

眼圧リセット・スクワットの行い方

①近くを見る（30センチほどの目先）

片手を前に突き出し、親指を立てる。その爪にピントを合わせる。

（毛様体筋が緊張して水晶体が厚くなる）

②遠くを見る（3メートル以上遠く）

窓の外の看板、遠くにある置物などにピントを合わせる。

（毛様体筋が緩んで水晶体が薄くなる）

「そろそろ疲れそう」と感じたら、終了。

がんばりすぎず、1日に数回取り組むことができれば最高です。

新習慣

6

「だてメガネ」で、目をホコリから守る

60代でも老眼なし！
大事にすれば、目は応えてくれる

各界のプロは、結果を出すために、保護用のメガネを使うことが多いものです。たとえば水泳の選手は「スイミングゴーグル」を、競馬の騎手は、非常に軽い「ジョッキーゴーグル」を、工事に従事する人は「防塵メガネ」をつけています。

プロでなくても「UVカットメガネ」「花粉対策メガネ」「バイク用メガネ」などのお世話になることはあるでしょう。「目」とは外界にさらされた器官ですから、刺激から守るに越したことはないのです。

あなたは、目を守れていますか？　大切にできていますか？

手前味噌に聞こえるかもしれませんが、私自身は毎日、目を大事にしてい

る自信があります。

なぜなら、**1日のうちで可能な限り「だてメガネ」をかけて、風や室内の空調、ホコリなどから目をガードしている**からです。

（仕事中は、メガネがズレるほど体を激しく動かすため、裸眼でいます）

この「だてメガネ習慣」を40代から貫いているおかげでしょうか、**60代半ばの今まで「ほとんど老眼知らず」**です。


昔に比べると、メガネはお求めやすくなりました。

パソコンやスマホに向き合う時間が長い方の場合、**ブルーライトカット加工を施してもよい**でしょう。

「ブルーライトを浴びすぎると、睡眠の質が下がる」など、目や脳への影響を指摘する専門家もいます。もの言わぬ目を、大切にしていきませんか。

新習慣

7

パソコンの画面は、目の高さまで上げる

頭を垂れた姿勢で作業をすると
首への負担は数倍に!

パソコン作業をするときは、頭の角度に注目してください。**理想の角度は、「0度」**。つまり頭を上げも下げもせず、水平に保った状態です。なぜなら頭が前方に傾くにつれ、首の骨である頸椎(けいつい)への負担が増えるからです。

そもそも人の頭の重さは、体重の約10パーセント。たとえば**体重50キログラムの人の頭は、約5キログラム**。ですが、**頭を前に傾けたとき。わずか30度でも、3倍となる18キログラムの負荷が頸椎にかかる**ことがわかっています。

パソコンと向き合うとき、その目線はたいてい画面の中央より、低いとこ

ろにあるはず。

自分で工夫をして、ディスプレイの中央を目の高さにまで上げましょう。

その方法は、とっても簡単。**分厚い雑誌や本（辞書など）、市販の「机上台」をディスプレイの下に置くだけ**です。

機種によって、「薄い雑誌1冊分」「分厚い本2冊分」など、必要な高さは異なるので、最適な高さを探ってみてください。ほんの少しの手間をかけるだけで、肩や首への負担が軽くなるので驚くはずです。

ちなみに**「目」とパソコンの画面の距離は、40センチメートル以上、ワイド画面なら50センチメートル以上**がよいとされます。ワイド画面の距離のほうが長いのは、「画面が横長のため、目との距離を空けないと視野に画面全体が収まらないから」です。

私のご提案する「眼圧リセット」は、マッサージと姿勢という2本柱からなっています。ぜひとも普段の姿勢から、目を労わってあげましょう。

新習慣

8

日光を適度に浴びる

近視の進行速度を抑えてくれる太陽光線が発見された！

「目はできるだけ日光から守るべき」

そんな思いで、サングラスなどをかけている人は多いことでしょう。

でも、ちょっと待ってください。

「日光に豊富に含まれる『バイオレットライト』という光が、近視の抑制に関係している」

つまり、日光を浴びると近視が抑えられる。そんな事実が、慶應義塾大学医学部の研究チームによって２０１７年に明らかになっています。

バイオレットライトが「ＥＧＲ１」という近視の進行を抑制する遺伝子を活性化させると、13～18歳の子どもたちを調べた研究でわかったのです。

たしかに今までも「屋外活動が近視の進行の抑制に有効」という説は多くありました。しかし、その理由は不明でした。

この慶大医学部の報告は、近視にまつわる研究を大きく進展させる、非常に意義あるものです。

注意したいのは、「バイオレットライト」は「紫外線」とは異なることです。

（「バイオレット」＝紫色を連想させますが、この2つは波長が違います）

そして、紫外線を遮断するUVカットガラスで、**バイオレットライトもカットされてしまう**ことがわかっています。

室内の照明で用いられるLEDライトや蛍光灯などに、バイオレットライトは含まれていないので、**ほとんどの人がバイオレットライトを十分浴びてはいない**のです。

1日に最低1回は外に出て、適度に日光を浴びるようにしたいものです。

新習慣

9

なわとびや軽い運動で、目の血流をアップさせる

血流が悪くなりがちな目の周りに新鮮な酸素をラクラク届ける方法

なわとびをすることで、全身の血流が促され、眼球内の血流は改善します。

そう聞くと、「なわを買うところから始めなきゃ」と、手間に感じる人もいるかもしれません。

ですが安心してください。「なわ無し」で、その場で数センチの高さだけ跳び続ける**「エアなわとび」でも、軽い足踏みやジョギングでも、同程度の効果が得られます**。

要は、「ジャンプ」（跳ぶこと）が大事なのです。

室内の床などの硬い場所で、ピョンピョン跳ぶだけでも十分です。

「ジャンプ」は全身運動なので、血流が改善され、体中に酸素が送り込まれ

ます。その結果、**酸素が行き渡りにくい目の周りにまで、新鮮な酸素を届けることができます**。だから、ジャンプをしたあとは、目の細胞が活性化されたり、疲れが軽くなったりするというわけです。「眼圧リセット」ならぬ**「血流リセット」**ですね。

ジャンプには、他にも効能があります。

胃腸のぜん動運動（組織の収縮）が促されるので、自律神経が活性化したり、整ったりします（胃腸の働きには、自律神経が大きく関わっています）。

また自律神経は、目のピント機能と深い関係があるため、**目の疲れからくる頭痛や肩コリまでもが改善**することもあるのです。

さらにジャンプの習慣化が肥満防止につながることは、言うまでもありません。メタボ対策にもうってつけです。

もちろん、体に問題がある人や、今まで運動量が少なかった人は、回数にこだわりすぎないで。無理のない範囲で、楽しみながら続けてくださいね。

新習慣

10

人相が変わるまで、筋トレにのめりこまない

頑張って鍛える人ほど“悪人顔”で目も悪くなる!?

最近、テレビを観ていたら、「顔面がゴツく変化した男性芸能人」に気付きました。しかも3人も！　お名前を出すのは差し控えますが、彼らの共通点は「筋トレ好き」ということ。

でも、なぜ筋トレで顔が変わるか、ご存じですか。

答えは、**筋トレによる「歯の食いしばり」**です。バーベルを持ち上げるなど、強度の高い筋トレに取り組むとき、人は無意識のうちに、歯を強く噛みしめがちです。でも歯を食いしばると、骨格の関係上、「あごの骨」「頬骨（ほおぼね）」「おでこ」が前面に飛び出るのです。

そして「ほお骨」の下がくぼみ、影ができます。これが人相学でいうとこ

ろの「凶相」。目がくぼむことで「険（けん）が出る」、つまり表情が険しくなり、威圧感が漂ってしまうのです。

このような骨格の変化は、「顔」が「多くの骨の集合体」であるがゆえに起こります。パズルのように骨がきっちり組まれているのに、特定の場所にだけ力をかけたら。全体のバランスが崩れて当然でしょう。

「食いしばり」が深刻化すると、あごの骨が肥大化し、エラが張ったり、よりゴツゴツとした骨格になります。〝デカ顔〟になり、いずれ眼圧に悪影響が出てくる可能性は高いでしょう。

これらの悲劇を防ぐには、食いしばりグセにまず気付くこと。そして**こまめに口を開け、あごの緊張をゆるめること**です。**パソコンやスマホの長時間作業でも、歯の食いしばりは起こります**から、気を付けて。もし思い当たる節があれば、オフィスでも、自宅でも、いますぐに72〜77ページの「眼圧リセット」基本マッサージ3つでほぐしましょう。

第 4 章

「目に優しい姿勢」になる新習慣⑩

頭蓋骨の明暗を分けるのは骨盤にある「バンド」だった！

最終章では、姿勢・動作にまつわる新習慣についてお話しします。ご自身の健康を、食事や運動の面で気遣っていても、「体の使い方」については無頓着な人が意外と多いものです。それは非常に惜しいこと。なぜなら、**姿勢・動作が正しければ、体はゆがみをひとりでに解消できる**からです。

「風が吹けば桶屋が儲かる」ということわざが説く通り。体のゆがみがゼロに近づけば、頭蓋骨も整います。つられて、目のさまざまな機能も回復します。だから、第1・2章で紹介したマッサージと並んで、**姿勢や動作の改善は「眼圧リセット」の中核をなす、大切なセルフケアなのです。**

では、姿勢や動作の要となるのは、いったい何でしょうか？

それは、骨盤にある**「仙腸関節（せんちょうかんせつ）」**です。仙腸関節は、仙骨（せんこつ）と腸骨（ちょうこつ）の間の関節で、状況に応じてゆがんだりねじれたりします。ですから、常に修正をかける必要があります。

仙腸関節がねじれたままでいると、骨盤全体がゆがんだり、「前のめり姿勢」になったり。さらには、多くの神経が通った背骨も曲がるわけですから、さまざまな不調が表れます。血流も悪化し、肥満や冷え性などを誘発します。

ですから、どんなときも、仙腸関節を意識し**「骨盤から体のゆがみを矯正しよう」**とイメージできれば理想的です。いわば**「仙腸関節リセット」**ですね。

ここでは日常の立ち方、歩き方、寝方、座り方などから、それらをわかりやすく解説していきます。そのほとんどに「骨盤」が大きく関係していることに驚かれるでしょう。目はもちろん、すべての健康のもととなる「仙腸関節」の存在についていては、よく覚えていてください。

新習慣 1

正しく立つ

↓

お尻をキュッと締めれば誰でも自動的に骨盤を整えられる

立つ姿勢は、最も基本的な姿勢のひとつ。だから、難しく考えすぎないで。

今は「正しい立ち方」を指導する先生などが多くいらっしゃいます。でも、理屈で考えれば考えるほど、心と体は乖離していくもの。最終的には、不自然なポーズをしていたり、たとえ正しい姿勢ができても「家に帰ってきたら、再現できない」というハメに……。

だから、覚えておいてほしい原則はたったひとつ。**「お尻をキュッと締めること」**だけです。人の体は、**お尻を締めると、骨盤がひとりでに正しい位置に整い、背筋が自然に伸びる**ようにできています。

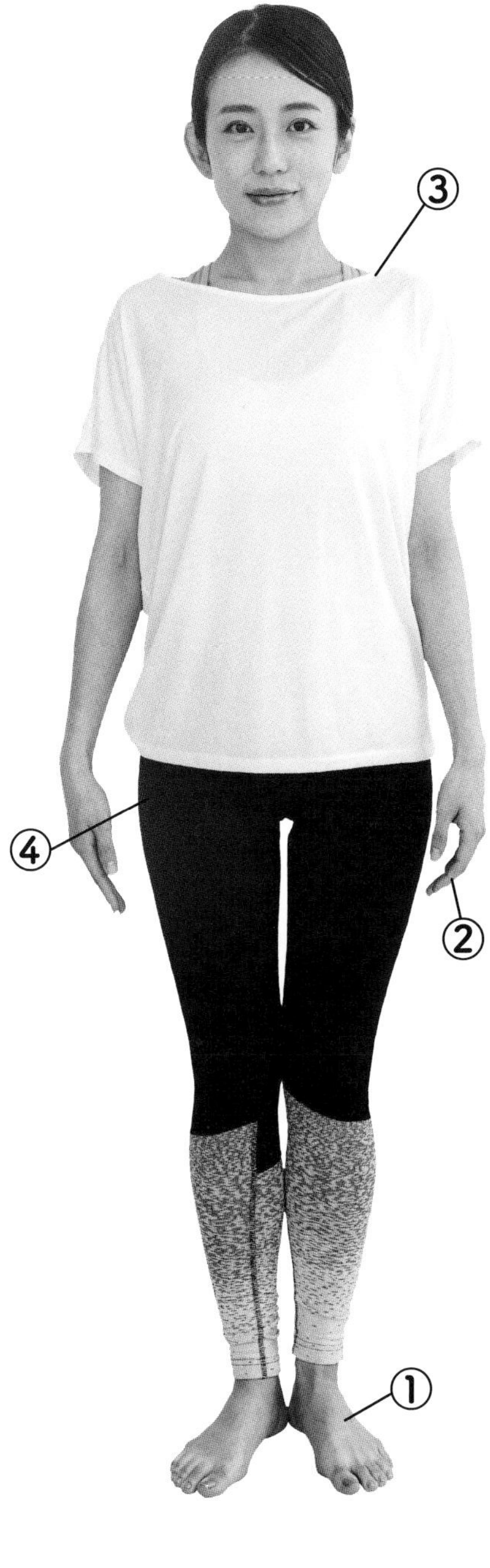

正しい立ち方

①かかとを合わせて、つま先を45度くらい外に開いて立つ。
②両腕は自然に、体の横に下ろす。
　胸を張りつつ、肩が前に出すぎないように意識する。
③肩を2～3回トントンと上げ下げして脱力する。
④お尻に力を入れて、キュッと締める。

新習慣

2

正しく歩く

内股、小股は美点じゃない！
急ぎぎみの「大股早歩き」が理想

「頭の歪み」を遠ざけるには**「大股早歩き」**が鉄則です。

意外と難しいのでご注意を。内股の人や、仙腸関節（110ページ）に歪みがある人は、足が上がりにくくなり、歩幅は小さくなりがちです。「大股早歩き」をすると、股関節や膝関節が円運動をして、足が自然にまっすぐ前へ出ます。動きにムダがなくなり、下半身の関節の歪みがとれ、修正されます。

できる人は**「V字歩行」**も目指しましょう。**つま先を外に向けて歩くことで、骨盤が締まります（内側に入ります）**。また、補助として足首に**「おもり」**を付けるのもいいでしょう。**足が横ブレせず、まっすぐ前に出しやすくなります。**

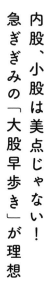

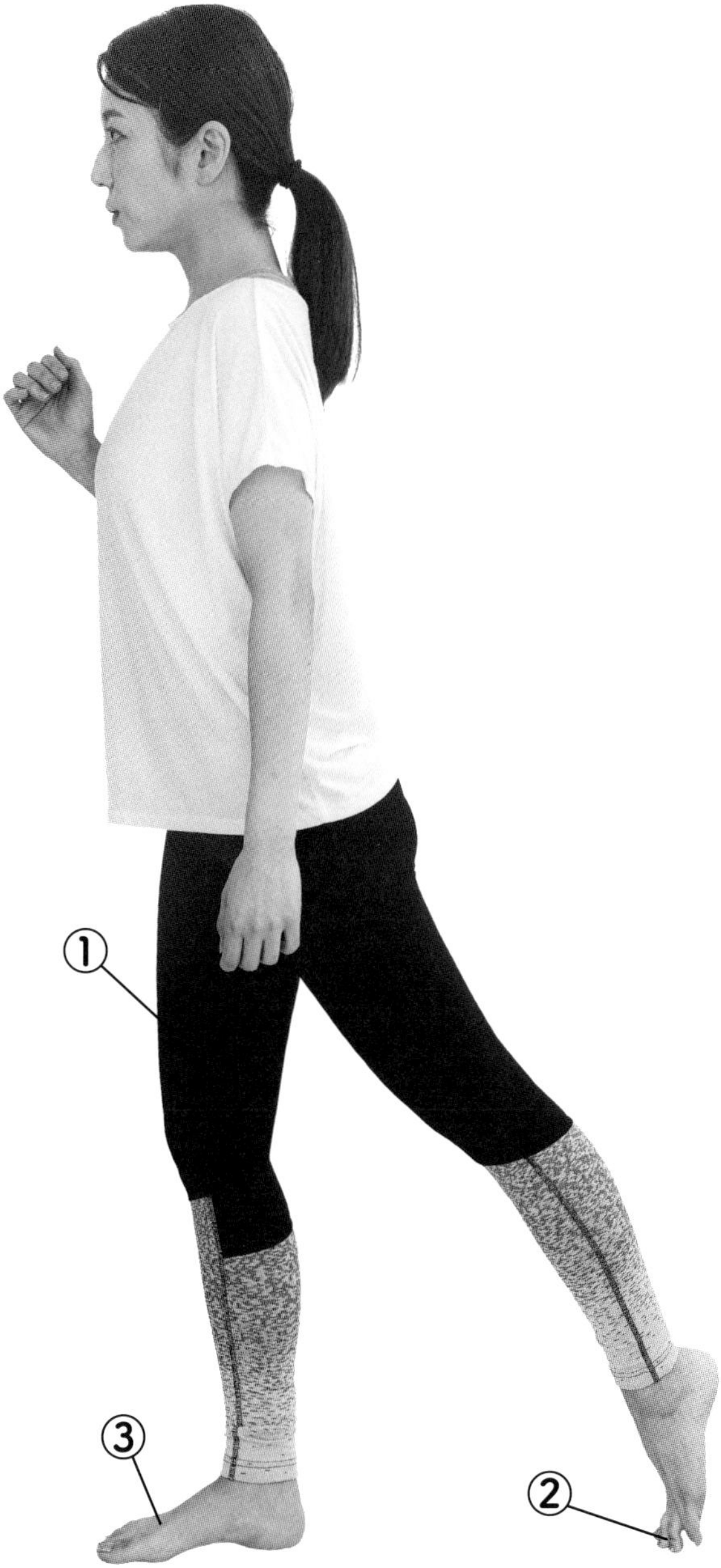

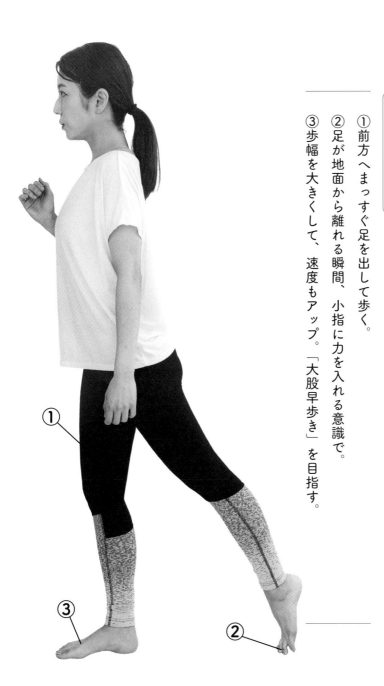

正しい歩き方

①前方へまっすぐ足を出して歩く。

②足が地面から離れる瞬間、小指に力を入れる意識で。

③歩幅を大きくして、速度もアップ。「大股早歩き」を目指す。

新習慣

3

正しく寝る

上を向いて眠る哺乳類はいない！横向きで寝るのがいちばん自然

「仰向け寝」以外の寝方が、正しい寝方です。

なぜなら、私たちは骨盤をもつ哺乳類だから。仰向けで寝ると、マットが骨盤を押し上げ、骨盤は後ろに傾きます。そうすると、股関節が不安定になり、鼠径部（そけいぶ）に張りが出て、血行不良や冷え、むくみなどを招きます。

最もよいのは**「横向き寝」**。ただし、枕は少し高いほうがよいでしょう。もちろん**「うつ伏せ寝」**（下向き寝）でも大丈夫。枕と顔の間に手を入れ、空間をつくれば呼吸もラクにできます。上を向いて寝る動物は人間だけと心得て、体がいちばんラクになる体勢で寝てみましょう。

横向き寝の仕方

①体を横向きにして寝る。
②膝を軽く胸に引き寄せ、背中を少しだけ丸める。

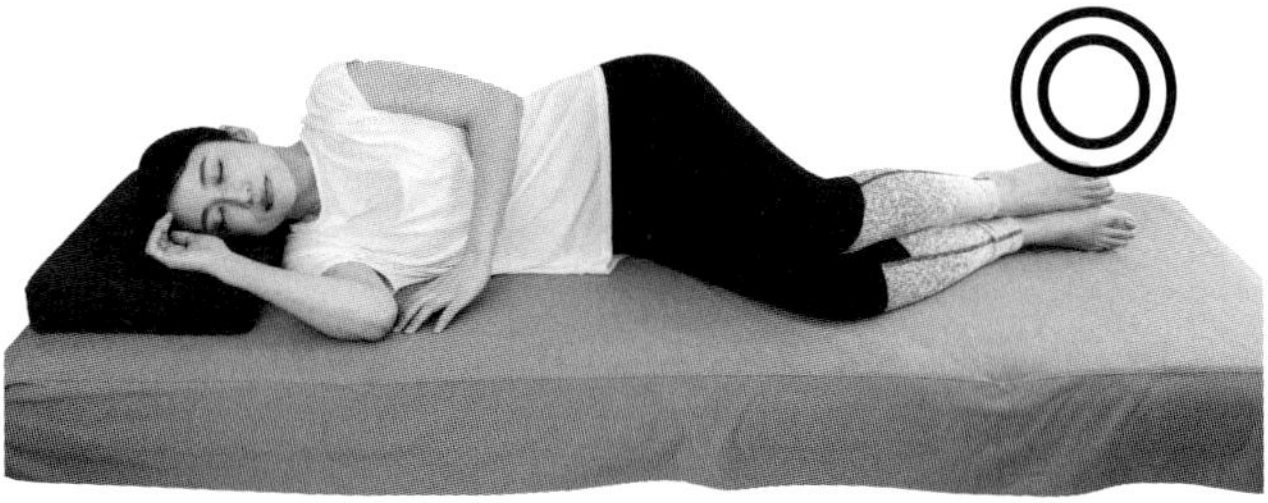

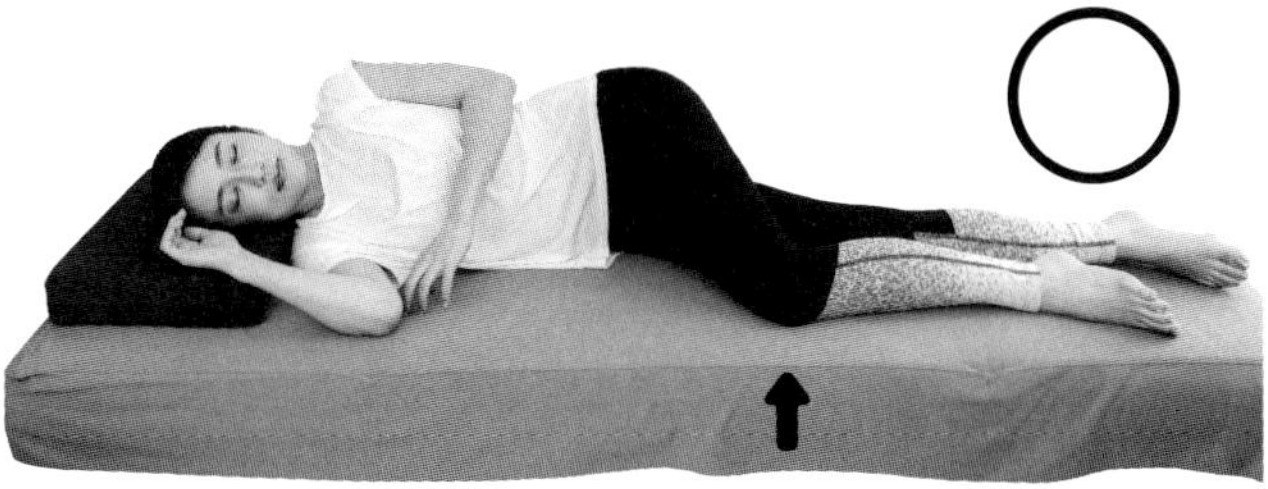

足を軽くクロスするのはOK

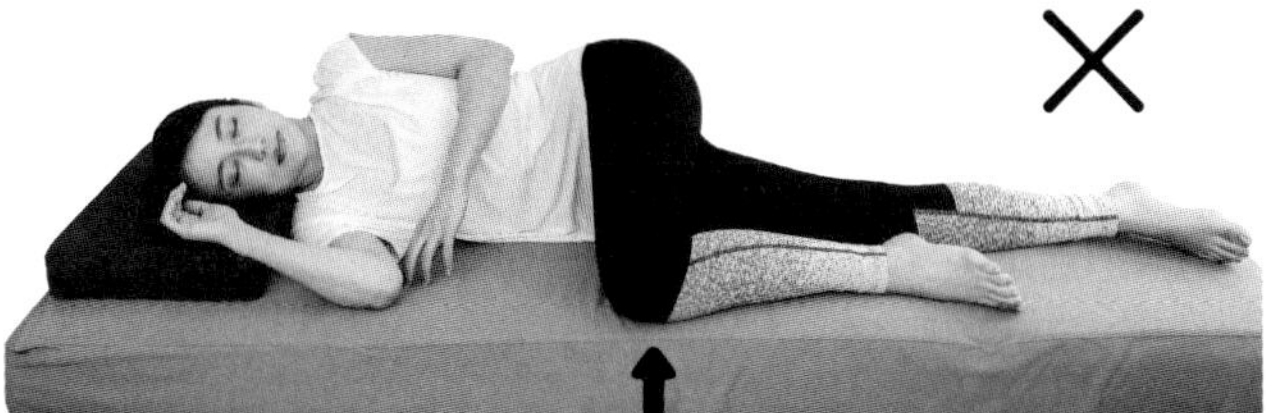

骨盤がねじれるほど
クロスさせるのはNG

新習慣

4

正しく座る

「内ももピッタリ」で「骨盤キュッ！」

座骨が整い、目の健康にも好影響

長く座ると骨盤が開き、お尻の筋肉が引っ張られます。それが「お尻疲れ」の原因。ですが骨盤がキュッと締まっていれば、何時間座っても「お尻疲れ」は起こりません。骨盤を締め続ける方法をお教えしましょう。

左右のももが開かないよう、ギューッと押し合い、締めたまま座ることです。筋肉に詳しい人は「内転筋に力を入れて締める」と覚えてください。

両ももを強く閉じて座ると、骨盤はきれいに立ち、キュッと締まり背骨も伸びます。

これを続ければ、**頭の歪みも整い、目の疲れの軽減につながります**。

正しい座り方

①椅子の高さを確認する（足裏がペタッとつく高さが理想）。
②椅子の深くまで腰かけず、少し浅めに座る。
③左右の太ももをギュッと締めて、両足が開かないようにする。
④まっすぐ水平に前を見る（視線が下がると、つられて骨盤も歪む）。

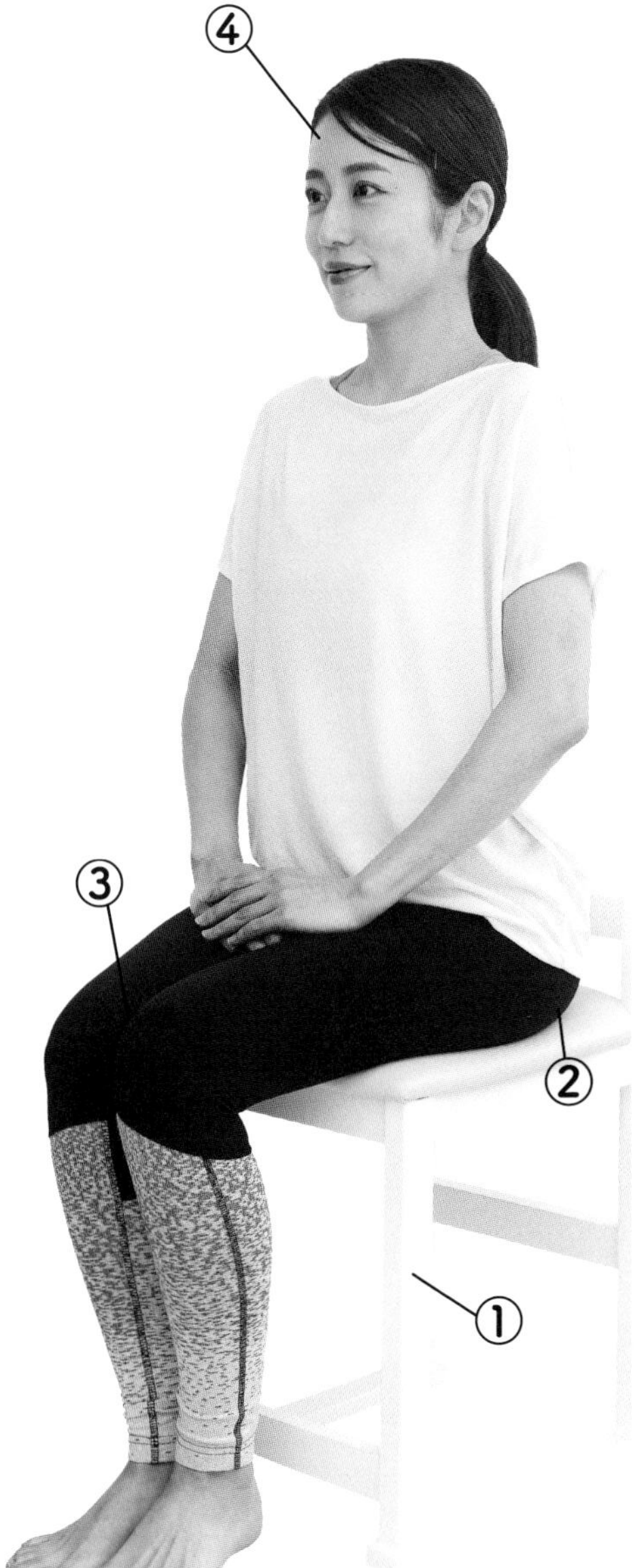

新習慣

5

座骨クッションで腰の位置を整える

ご家庭のタオルや座布団で仙腸関節をリセットする

「座骨（ざこつ）が中に入り、骨盤が立ち、背骨が伸びた状態」

座骨とは、指先でお尻の真ん中を押したときに当たる、コリコリした骨のこと。このような正しい姿勢に導くには、椅子にひと工夫してみましょう。

タオル1～2枚で、手持ちの椅子を生まれ変わらせることができるのです。

お坊さんが座禅を組むとき、小さな座布団状の「あてもの」をお尻の下に入れることをご存じでしょうか。そうすると**骨盤がスッと立ち、血流がよくなる**のです。この「あてもの」を、ご家庭のタオルで代用するわけですね。

こうした細かな積み重ねが「仙腸関節リセット」、そして「眼圧リセット」へと導いてくれるのです。

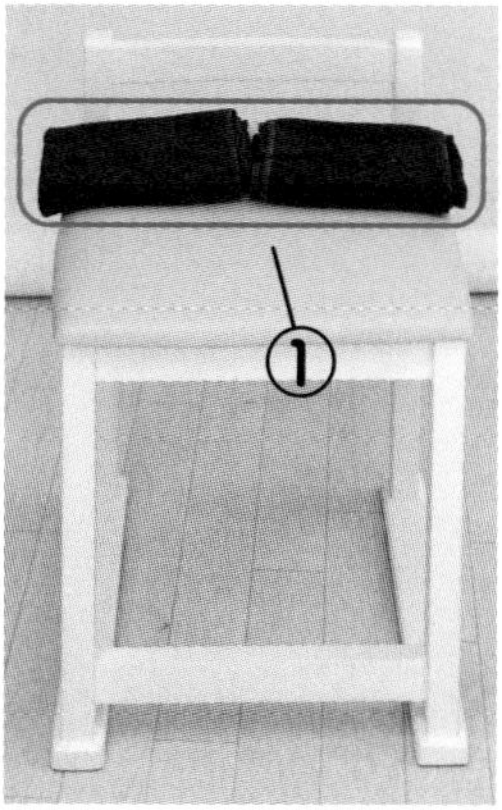

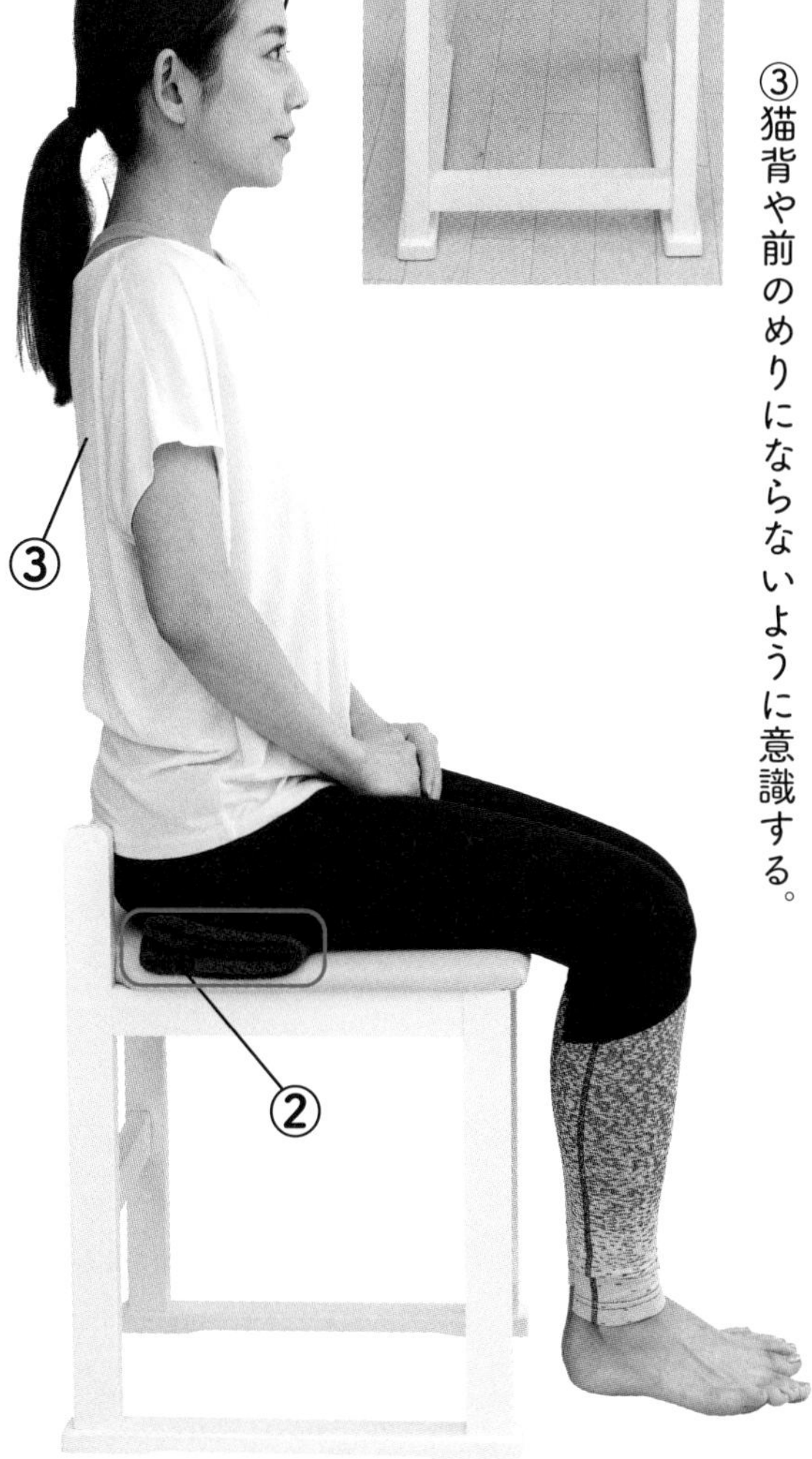

座骨クッションの整え方

①タオルを畳み、椅子に敷く。

②座骨をタオルに載せるイメージで座る。
　個々人に合うように、タオルの高さを調節する。

③猫背や前のめりにならないように意識する。

新習慣

6

スマホとは賢くつきあう

接触回数を減らす工夫は考えた分だけ見つかる！

上半身を前傾させ、頭蓋骨を前に巻き込み、眼圧を上げる引き金となる、スマホ。いったいどうすれば、スマホの害を遠ざけられるのでしょうか。

もちろんいちばんの解決策は、**ウェブサイトや動画、ゲームの視聴をやめること**です。狭い画面に目をこらし、光る液晶ディスプレイを一定の時間見続けるのは、目に大きなダメージを与えます。どうしてもやめられないのであれば、「目から画面までの距離が長く、負担になりづらい」という意味で、スマホよりタブレット型の大きめの端末のほうがまだマシです。

中毒性が高いＳＮＳも問題です。

諸事情で、常に「いいね」を押したり発信したりする必要がある人は、

1日の上限の「時間」や「頻度」を決めてみてはいかがでしょうか。

メッセンジャーやLINE（ライン）など、アプリを介したメッセージのやりとりにも要注意です。まるでテニスのラリーのように、返信に返信を重ね「やりとりが長引く人」がいます。ですから私はなるべく**「1回の文章量が多いメール」**や**「目を使わない通話」**で用事を済ますようにしています。**「操作が苦手なので、メールか電話で」**とお願いすると、たいてい、すんなりと承諾してもらえます。

最後に荒療治をひとつ。本気でゲームや動画視聴、SNS、メッセージのやりとりを辞めたい場合。スマホから旧世代のガラケーに乗り換えるのがよいでしょう（じつは、私はそうしています）。「通話」と「メール」という二大機能は残っていますから、身内から孤立したり、所属しているコミュニティーから完全に疎外されたりする危険性はないはずです。

新習慣

7

今こそ、ハチマキを見直す

わずか数百円で、集中力と目の健康は買える！

昔の人は、「ここぞ」と踏ん張らなければならないとき、**「頭蓋骨を締める」**という目的でハチマキを締めていました。意外に思われるかもしれませんが、この方法はじつは非常に理にかなったものです。

頭蓋骨が膨張すると、頭の血流が悪くなり、酸素も不足して、集中力が途切れてしまいます。ですから、昔の人は「鉢」（頭）にヒモを巻いて、頭蓋骨の位置を整えたのではないでしょうか。

この「ハチマキをする習慣」は、現代では学校の運動会などの行事で見かけるくらいでしょうか。

ほかには、受験勉強に取り組む人たちも挙げられます。

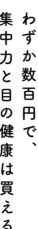

「受験勉強に取り組むわが子が、塾のすすめで気合を入れるために着用している」と、ある親御さんに教えてもらったことがあります。それは、ハチマキの使い方として正解です。

より多くの人に、「頭蓋骨矯正法」としてのハチマキの優秀さを知ってほしいと思います。各種通販サイトでも、数百円という単位で気軽に入手できます。

とはいえ、類似品にはご注意を。スポーツ用の「ヘアバンド」やおしゃれのための「ヘッドバンド」では、締め付ける力が弱すぎて、眼圧リセットに至るほどの力は期待できません。適度な持続圧を与えられる物をきちんと選びましょう。

新習慣

8

市販のヘッドマッサージグッズを活用する

テレビを見ながら、家事をしながらリラックスして頭蓋骨をほぐす

私の施術を受けたある女性が、こんな質問をしてくれました。

「通販サイトで、頭皮のマッサージができるグッズをよく見かけます。入浴中にも使える防水タイプもありました。試してみてもいいでしょうか？」

私は「もちろん」とおすすめしました。数分の「眼圧リセット」マッサージとは別に、スキマ時間を見つけて、マッサージグッズをこまめに利用するのもよいでしょう。

私もネットで探してみましたが、数多くの製品が出ていて驚きました。グッズはまず、**「電動タイプ」**と**「手動タイプ」**とに大きく分かれます。

電動タイプは、力が入りにくい箇所もしっかり刺激できるのが魅力です。

手動タイプは、充電や、電池の詰め替えが不要な点がメリットです。
また、素材も金属製からシリコン製まで、さまざまです。お好みのヘッドマッサージグッズを探してみるのも、楽しいかもしれません。

グッズの形状にもよりますが、自分で動かすスタイルの場合。「眼圧リセット」マッサージと同じく、**「下から上へ」「生え際から頭頂部へ」と移動させる動きが特におすすめです**。重力に逆らい、頭頂部という「頭蓋骨の北極星」を目指す気持ちで、リフトアップしてみてください。数分行うだけでも、目がパッチリと開き、視界が明るくなるかもしれません。

ともかく、手であれ機械であれ、頭に触れる頻度や時間が増えることに、私は大賛成です。
「気持ちいい」と感じる幸せな瞬間を、人生に1秒でも多く増やしていきましょう。

新習慣

9

O脚は直すほうがいい

ビーチサンダルがあれば美脚は手に入る

まっすぐ立ったとき、両脚のひざが離れて脚全体が外側にそれるのが「O脚（オーきゃく）」です。ひと昔前、「O脚でかわいい」とされていた女性アイドルは珍しくありませんでした。

しかし、今は「健康のためにO脚は矯正すべき」という考え方が主流です。私もその意見には賛成しています。**脚の歪みは、回り回って骨盤を歪ませ、頭蓋骨をふくらませ、最終的には目に悪影響を及ぼす**からです。

実際、私は今までに数多くのO脚のモデルさんを、正常な脚へと導いてきました。しかし、この本の読者の皆さんすべてに、私の整体院に今すぐ来ていただけるわけではありません。そこで、誰にでも再現性の高いセルフケアをご紹介しておきます。それは、**下駄や草履、ビーチサンダルなど、親指と人差し指で鼻緒をつかむ履物を履くこと**です。

以前、私の整体院でアルバイトをしていた大学生の女性スタッフは、極度のO脚でした。しかし4か月間の海外ボランティアで、ビーチサンダルを毎日履いていたところ、O脚を卒業。**突然美脚に変貌していたのです**。その理由はどこにあるのでしょうか？

そもそも「O脚」とは、体の重心が体の外側にかかり、骨盤が開いた状態です。そのため靴底も外側から減っていきます。しかし、ビーチサンダルの鼻緒を常時つかむことで、**体の重心が、外側から内側へと移動**。太ももの内側にある「内転筋」が鍛えられ、**骨盤の歪みも直り、O脚が解消。下半身全体の骨格が矯正された**というわけです。

昔から続く日本文化の力を、今こそ見直してみませんか。もちろん、O脚以外の人も、鼻緒をつかむことで内転筋を鍛え、骨盤を調整できます。

新習慣

10

なるべく上を向くクセをつける

↓

明るい未来を想像するとき
自然と「目に優しい姿勢」になっている

現代人は、前傾姿勢で、下ばかりを見て暮らしています。スマホ、パソコン、デスクワーク、家事、介護、育児……。また**「前傾姿勢」のときは、噛み合わせに力を入れやすくなります**。そうすると、余計な力が入るため、頭は歪み、当然目も疲れやすくなります。ですから、「あごの力を抜いて上を向くクセ」をつけていきましょう。気がついた瞬間だけでも、空を見上げましょう。

前傾姿勢で下ばかりを見ていると、首の筋肉がコリを生じ、首を通る神経を圧迫するようになってしまいます。

首には多くの神経が通っていて、なかでも重要なのは自律神経です。実際、**「首の筋肉異常から、自律神経がダメージを受け、副交感神経失調症になった」**という声を聞いたことがあります。すると、全身に原因不明の体調不良「不定愁訴（ふていしゅうそ）」が出るのだそうです。

眼圧の最大の敵は「ストレス」と言われます。そこに自律神経が関わっているのは、ほぼ間違いないでしょう。

上を向く姿勢は、心にもよい姿勢を与えてくれます。「次の週末には、どこに遊びに行こう」などと未来のことを考えるとき。人は無意識のうちに上を向いています（ちなみに「昨日の夕食の献立は何だったか」と過去を思い出すとき、人は下を向く傾向があります）。

今年、明るいニュースがありました。名古屋テレビ塔の新キャラクター**「ウエミーヤ」くん**が誕生したというのです。彼の設定はユニークです。なんと「常に上向き志向で、テレビ塔をながめすぎて、上しか見られない」というのです。私たちも、日に何度かは彼のように上を向いて、「目にも優しい姿勢」を保ち、未来志向でいきませんか。

おわりに

リモートワークが、目を一層弱らせていく

2020年、コロナ禍の煽りを受け、私の整体院ももちろん一時休業。再開時には、多くの方が体の痛みやコリなどのお悩みを抱えて来院されました。

これは、よく考えると不思議なことです。体を酷使した結果、「全身が疲れた」「部分的に痛めた」という話であれば、納得できます。

けれども、実際はその逆です。体の運動量を減らしたあとなのに「不調を抱えている」「痛みやコリを感じる」「全身がスッキリしない」……。

逆説的に聞こえますが、私たちの体は「動かなすぎること」によって、調子を崩してしまうのです。そのおおもとの原因は「ゆがみ」でしょう。

適度に動かしてあげたほうが、体はゆがみにくいのです。

目も同じです。スマホやパソコンなど、手元を見てばかりいると、毛様体は緊張し、ピントを変えることがしんどくなり、眼球はゆがみます。遠近を見るなどして、**適度に動かしてあげたほうが、目もゆがみにくいのです。**

いくつになっても「視野を広げていく」心意気で

とはいえ、新型コロナばかりを恨んでいても、前には進みません。コロナ禍を「目の健康を見直すよい機会」ととらえ、体と頭と目のゆがみを解消していきましょう。そうすれば、「視界」はぱっと開け、「視野」も広がるはずです。

そもそも視野には2つの種類があります。病気の進行による「病的視野」

と、疲労による「生理的視野変動」です。「病的視野」はともかく、**「生理的視野変動」は、眼圧リセットで改善できます。**

「眼圧リセット・スクワット」（97ページ）のような遠近トレーニングを積極的に行っていきましょう。

頭と目をいたわることで、あらゆる対症療法から卒業できる

緑内障は進行性の病気です。治療法はありますが、それは進行を遅らせるためのもの。多くの場合、眼科に通い続けることになります。

ですから、まだ緑内障になっていない人の場合。緑内障を遠ざけるために、努力を重ねてほしいと思います。**頭と目のゆがみを解消することで、多**

くの病気を防ぐことができます。

また、「眼圧リセット」マッサージを習慣化し、病気の原因を排除するクセをつけ「取り急ぎの治療」から卒業できるはずです。

マッサージを始めるのに、「遅すぎる」ことも「早すぎる」こともありません。ピンときた日から、始めてみてください。

「ろっかん」の意味

最後に、私の名前「ろっかん（六観）」の意味についてお話しさせてください。

まず「六」（6）とは「完全数」です。「完全数」とは「6＝3＋2＋1」というように、その数の約数（自分自身は除く）の総和がその数自身に等しくなる数をいいます。

また「六」は、古くから「特別で神秘的な数」と考えられ、「完全さ」の象徴とされてきました。

たとえば、次のような言葉もよく知られています。

「第六感」（五感を超える心の働き）、**「六道」**（仏教で、すべての生物が輪廻の間に住むことになる六つの世界）、**「六曜」**、**「六芒星」**……。

また占術のひとつ「数秘術」の世界では、「6」は**「ものごとを調和する力」**を意味します。体や頭蓋骨の調整を使命とする私を象徴する数字です。

そして「観」の一字は、観音様（観音菩薩）からいただきました。

観音様は、**「人々を常に見ていて、救いの声があれば瞬く間に救済された」**と言い伝えられています。「そのような生き方ができれば」という願いを

「六観」という名前に込めさせていただきました。みなさんのお悩みに寄り添っていけるよう、これからも尽力し続けたいと思っています。

2021年1月吉日

清水ろっかん

著者

清水ろっかん

骨格矯正士
体幹整体サロン「ろっかん塾」主宰

明治大学柔道部在籍中よりさまざまな整体術を学び、独自理論による整体術を確立する。

40年以上にわたり、他に類を見ない独特の骨格矯正による美容メニューを次々に開発。その高い技術力により有名モデルやタレントが撮影前に「小顔矯正」するための駆け込み寺としても有名になる。

サロンに訪れた人たちが軒並み「目がよく見える」ようになったため視力検査をしたところ、視力が0.2以上アップする人が続出。そのほかにも緑内障の進行を止めた実績などが口コミで話題になり、「眼圧リセット」が週刊誌でも大々的に取り上げられる。

また、プロのセラピスト向けに「ろっかん式」の技術提供なども行っている。ベストセラー『バンド1本で小顔になれる!』(フォレスト出版)ほか、読者の美容と健康をかなえるための著書多数。

手のひらマッサージで
目の不調がスッキリ整う

眼圧リセット

2021年2月5日 第1刷発行
2021年5月25日 第11刷発行

著者　清水ろっかん
発行者　大山邦興
発行所　株式会社 飛鳥新社
〒101-0003
東京都千代田区一ツ橋2-4-3 光文恒産ビル
電話 03-3263-7770(営業)
03-3263-7773(編集)
http://www.asukashinsha.co.jp

編集協力　山守麻衣
装丁　小口翔平+奈良岡菜摘(tobufune)
本文デザイン　喜來詩織(エントツ)
イラスト　いだりえ
校正　鴎来堂
撮影　片桐圭
モデル　伊藤みく

印刷・製本　中央精版印刷株式会社

ISBN978-4-86410-815-7

編集担当　三宅隆史